K.L.A.R.

Florian Buschendorff

Ich will mehr Muskeln – egal wie!

Verlag an der Ruhr

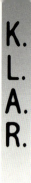

Kurz – **L**eicht – **A**ktuell – **R**eal

Impressum

Titel	**Ich will mehr Muskeln – egal wie!**
Autor	Florian Buschendorff
Druck	DRUCKZONE, Cottbus
Verlag	**Verlag an der Ruhr**

Alexanderstr. 54 – 45472 Mülheim an der Ruhr
Postfach 10 22 51 – 45422 Mülheim an der Ruhr
Tel. 02 08/439 54 50 – Fax 02 08/439 54 239
© **Verlag an der Ruhr 2008**
ISBN 978-3-8346-0405-7

geeignet für die Altersstufe 12 13 14 15 16

Die Schreibweise der Texte folgt der neuesten Fassung der Rechtschreibregeln – gültig ab August 2006.

Begleitendes Unterrichtsmaterial:

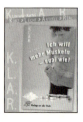

K.L.A.R. – Literatur-Kartei:
„**Ich will mehr Muskeln – egal wie!**"
Florian Buschendorff
Kl. 7–10, 64 S., A4, Papph.
ISBN 978-3-8346-0406-4
Best.-Nr. 60406
19,– € (D)/ 19,50 € (A)/33,30 CHF

Ein Wort vorab

Diese Geschichte könnte zwar überall spielen, ich habe mir als Handlungsort aber immer Berlin vorgestellt. Das liegt wahrscheinlich daran, dass ich selbst in Berlin lebe. Die vorkommenden Personen sind natürlich alle frei erfunden. Das schließt aber nicht aus, dass ich beim Schreiben nicht die eine oder andere Person aus dem wirklichen Leben vor Augen hatte. Als Lehrer an einer Oberschule begegnen mir viele Menschen, die in verwandelter Gestalt irgendwo in meinen Büchern auftauchen. Falls du selbst auch einen Lehrer haben solltest, der Bücher schreibt, dann solltest du diese einmal genau lesen. Vielleicht kommt dir die eine oder andere Person ja bekannt vor.

Viel Spaß beim Lesen!
Florian Buschendorff

Meinungen und Fragen kannst du gerne an den Verlag schicken, der sie zu mir weiterleitet oder schreibe eine E-Mail:
Florian@Buschendorff.de

1.

Sag einfach Tim zu mir!
Hey, du! Ich bin Tim!
Gestatten? – Tim.
TIIIIIIMMM!!!
Der Typ im Spiegel gefiel Tim immer besser.
„Tim, du bist echt Panne!", schrie Nicola herüber und pochte ein paarmal gegen die dünne Wand, die ihre beiden Zimmer trennte.
Tim zuckte zusammen. Nicola nervte! Und ständig ertappte sie ihn bei Sachen, die nicht für große Schwestern bestimmt waren.
So gesehen war es ja schon eine komische Angelegenheit, sich halbnackt in Schwarzenegger-Posen vor den Spiegel zu stellen.
„Mach du lieber deine Referate", rief er. Seine Schwester ging das schließlich gar nichts an, was er hier machte.
Jetzt noch das Sonntagsfoto. Der Beweis für eine Woche harte Arbeit. Selbstauslöser – Pose – klick – fertig! Er hörte Nicola aus ihrem Zimmer kommen. Gleich würde sie versuchen, die Tür aufzureißen. Sie nervte einfach unendlich.

„Ich weiß, dass du dich eingeschlossen hast",
rief sie von draußen. „Ich würde mich bei
so einem Schwachsinn auch einschließen!"
„Lass mich doch einfach in Ruhe, und strick
deinen Schal weiter!"
„Ich stricke überhaupt keinen Schal! Aber nur
damit du es weißt: Ich habe heute Fenster
geputzt, die Wohnung gesaugt und Wäsche
aufgehängt. Während du den ganzen Sonntag
in dieser dämlichen Muckibude rumhängst!"
Tim beschloss, nicht zu antworten. Das würde das Gespräch nur in die Länge ziehen.
„Kein Wunder, dass du keine Freunde hast!",
rief Nicola. „Du bist ja nur noch auf dich
fixiert! Wer will mit so einem schon was zu
tun haben!"
Einfach reden lassen, dachte Tim.
„Sag mal, hast du eigentlich keine Freundin?"
Nicola ließ nicht locker. Was sollte das jetzt?
„Wieso?", fragte Tim.
„Erstens, weil sie dir beibringen könnte, dass
man als Mann auch mal was im Haushalt
macht, und zweitens, weil sie dich aufklären
könnte, dass es kaum Mädchen gibt, die auf
so aufgepumpte Bodybuilder-Typen stehen."
„Lass mal", rief Tim, „davon gibt es mehr,

als du denkst. Und deinem Julian, oder wie er heißt, könnte ein bisschen Sport ja wohl auch guttun!"

„Jedenfalls hat er im Gegensatz zu dir noch was anderes im Kopf außer seinem Body!"

„ZAPFENSTREICH!", brüllte der Vater aus dem Wohnzimmer. Das kam Tim recht. Er hörte, wie seine Schwester in ihrem Zimmer verschwand und die Tür zuschlug. Nicola war zwei Jahre älter als er, aber dass sie immer öfter versuchte, die Mutter zu ersetzen, wurde langsam unerträglich. Sie war doch jetzt achtzehn, eigentlich könnte sie bald mal ausziehen, dachte Tim. Aber wenigstens gab sie jetzt Ruhe.

Tim schloss die Kamera an sein Notebook an und zog das Foto in den Ordner, dem er den Namen ‚Ich' gegeben hatte. Er schaltete das Licht aus, legte sich aufs Bett und stellte das Notebook vor sich auf das Kopfkissen.

Er markierte alle Bilder und klickte auf den Button ‚Als Diashow abspielen'. Pro Bild eine Sekunde. Seit mehr als einem Jahr hatte er

sich jeden Sonntag fotografiert. Immer in derselben Pose. Für seine ‚Sonntagsshow', wie er sie nannte. Immer abends vor dem Schlafengehen. Als Belohnung für eine Woche hartes Training. Wie in einem Film lief vor ihm jetzt das letzte Jahr in einer Minute ab. Die ersten Sekunden: Er hatte gerade mit dem Krafttraining angefangen. Damals nur 3-mal pro Woche. Wie ein Spargeltarzan sah er noch aus. Früher hatten sie ihn ‚Spacki' genannt. Er war zwar jahrelang zum Schwimmverein gegangen, aber das hatte für die Figur kaum etwas gebracht.
Ab Sekunde 20 war dann richtig was zu sehen. Die Oberarme und Schenkel wurden kräftiger. Ab Sekunde 30 der Solarium-Effekt. Im Zeitraffer sah er seine Schultern wachsen, auch beim Bauch wurden die Muskeln sichtbar. Das Bild 62 von heute blieb auf dem Display stehen. So sah er jetzt aus! Er konnte stolz sein.
Tim schaute zum Schwarzenegger-Poster hoch, das neben seinem Bett hing. Klar, da fehlte schon noch Einiges. Aber allmählich wurde es ja. Tim musterte das Bild 62 noch eine Weile und schaltete dann den Computer

aus. Nächste Woche wollte er noch ein paar Stunden drauflegen. Er klappte das Notebook zu und legte es auf seinen Nachttisch. Zufrieden schloss er die Augen. Das Beste am Sonntag war außer der Diashow die Aussicht auf Montag. Jedenfalls auf die letzten drei Stunden. Schwimmen!

2.

Tim schlenderte am Beckenrand entlang. Seine Klassenkameraden schwammen so langsam, da würde es gar nicht auffallen, wenn er zwischendurch ein Nickerchen machte.
„Mehr Beinarbeit!", rief er seinem Mitschüler zu, der ohne einen persönlichen Trainer wahrscheinlich untergehen würde.
„Finger zusammen und Kopf runter! Sonst schwimmst du ja rückwärts!"
Tim zog die Trillerpfeife aus seiner Weste und gab ein paar rhythmische Pfiffe ab. „Zie-hen! Zie-hen! Zie-hen!"
„Mach mal halblang, Tim!", rief der Schüler aus dem Wasser zu ihm hoch.
Memme!, dachte Tim. Aber das hier, das war schon eine ganz coole Sache. Herr Baumann hatte ihn zu seinem Assistenten gemacht. Der Schwimmverein hatte sich also doch ein bisschen bezahlt gemacht. Nach vier Jahren Verein war er schneller als sein eigener Sportlehrer, selbst wenn er seit einer Ewigkeit nicht mehr zum Schwimmtraining ging.

Sein Vereinstrainer hatte ihm damals Krafttraining empfohlen. Und seit Tim damit angefangen hatte, war Schwimmen passé. Krafttraining war einfach effektiver – wie man ja auch sah. Die Lehrerweste stand ihm extrem gut, fand Tim. Die Schultern traten sichtbar heraus, und vorne sah man seinen braun gebrannten Bauch. Schade nur, dass er wieder die Jungen trainieren musste.
Die Mädchen waren auf den Bahnen sieben bis zehn. Herr Baumann kümmerte sich um sie, weil Frau Schäfer wieder krank war. Der Lehrer hatte ihm die Weste umgehängt und gesagt: „Tim, du machst die Jungs, ich gehe zu den Mädels rüber." Tim fand, das hätte er genauso gut machen können. Aber Baumann war schon auf dem Weg zum anderen Ende des Beckens gewesen.
„Beinarbeit nicht vergessen! Und nicht so viel rauchen!", rief er dem Schüler zu, der noch nicht einmal bei der Hälfte der Bahn angekommen war. Zwischendurch sah Tim zu den Mädchen rüber. Vielleicht sah eine ja auch mal zu ihm hin. Und wo war Karo? Tim versuchte, sie unter den Schwimmerinnen auszumachen. Wenn man tief Luft holte, konnte

man seinen Brustumfang noch vergrößern. Man durfte dabei aber nie ganz ausatmen.
„Na endlich!" Tim beugte sich am Beckenende zu dem völlig erschöpften Jungen herunter und hielt ihm seine Hand entgegen, um ihn aus dem Wasser zu ziehen. „Herzlich willkommen am anderen Ufer!" Tim warf einen Blick auf die Stoppuhr. „Und das schon nach knapp zwei Minuten."
An Bahn zehn stieg gerade Karo aus dem Wasser. Tim ließ den Jungen stehen.
Er atmete noch einmal kräftig ein, zog seine Weste zurecht und ging zu ihr hin. Sie hatte ihn so vielleicht noch gar nicht gesehen.
„Und? Welche Zeit?", rief er Karo zu. Bloß nicht zu lange Sätze, dachte er, sonst geht zu viel Luft raus.
„1 Minute 52", sagte Karo und lächelte ihn an.
„Nicht schlecht", antwortete Tim.
„Hast du die Jungs gut im Griff?"
„Na ja, Schnecken halt. Denen fehlt ein Außenbordmotor."
„Du meinst wohl Muskeln", erwiderte Karo und grinste Tim an. Sie machte einen Schritt auf ihn zu und befühlte seinen Oberarm.
„Du könntest ihnen ja ruhig ein paar abgeben."

„Ja", nuschelte Tim etwas verlegen. Er war ja eigentlich nicht der Angebertyp. Sonst wäre ihm wahrscheinlich eine etwas coolere Antwort eingefallen. Vom anderen Beckenende ertönte ein schriller Pfiff.
„Ich muss", sagte Karo. „Du solltest doch auch wieder zu deinen Jungs."
„Karo", rief Tim ihr hinterher. Er zog noch einmal tief Luft in seine Brust. Sie blieb stehen.
„Treffen wir uns nachher am Bus?"
„Gern", sagte Karo lächelnd, drehte sich um und lief zur Mädchengruppe.

Yeah! Warum hatte er sich das nicht schon früher getraut? Karo schien doch gar nicht so abgeneigt zu sein. Das war jedenfalls ein guter Montag, dachte Tim. Er legte seine Weste auf die Umkleidebank.
Die Trainerrolle genoss er voll und ganz.
Aber das Sahnehäubchen war die Umkleide. Da standen sie alle nebeneinander. Einer spackiger oder unförmiger als der andere. Einige würden schon in ein paar Jahren

T-Shirts tragen mit Sprüchen wie „Bier formte diesen wunderschönen Körper". Wie sein Vater. Peinlich, dachte Tim. Aber zu sehen, dass er hier weit und breit der Einzige war, der körperlich etwas zu bieten hatte, war ein starkes Gefühl. Das war kaum zu überbieten. Und jetzt noch das Date mit Karo. Besser konnte es doch gar nicht laufen.

3.

Heute war einfach Hektik angesagt, dachte Tim. In Windeseile stopfte er seine Sportsachen in die Tasche. Gleich trainieren, heute hatte er nur knapp zwei Stunden, dann Abendessen und danach: Wow! Mit Karo ins Kino. Dass das endlich geklappt hatte! Und er hatte es genau richtig gemacht. Nicht gleich mit der Tür ins Haus fallen! Im Bus hatten sie zuerst nett geplaudert; der Vorschlag mit dem Kino war dann ganz natürlich rübergekommen, kein bisschen aufdringlich. Und er hatte auch genau den richtigen Zeitpunkt erwischt. Wenn er Karo vor zwei Monaten gefragt hätte, hätte sie wahrscheinlich gesagt: Sorry, warum sollte ich mit so einem Spacki zusammen ausgehen?

Tim hängte sich die Tasche um und ging noch einmal in die Küche. Vier Löffel von dem weißen Pulver. Mit Milch gemischt schmeckte es so ähnlich wie ein Erdbeershake. ‚Muskelpower'. Während er das Glas leerte, las er die Aufschrift auf der Dose.

‚Für einen gesunden Muskelaufbau'. Na ja, wer weiß, ob das Zeug überhaupt wirkte. „Muskeln brauchen Eiweiß", hatte Tobi gesagt. „Und wenn du mehr Muskeln willst, brauchst du mehr Eiweiß." Wenn Tobi ihm das empfohlen hatte, dann würde es schon irgendwas bringen.

Tim schwang sich auf sein Rad. Das mit den Freunden, was Nicola gesagt hatte, stimmte schon ein bisschen. Na und? In seiner Klasse war halt niemand auf seiner Wellenlänge. Und gemeinsame Interessen sollte man ja wohl schon haben. Was hatte man sonst zu bereden? Aber Tobi war ja eigentlich so etwas wie ein Freund. Sie sahen sich inzwischen täglich im Studio. Gehörte Tobi eigentlich das ‚Turn-it-on' oder war er da nur Trainer? So genau wusste Tim das nicht. Tobi war jedenfalls immer da. Ja, das war schon so eine Art Freundschaft. Sie kannten sich seit mehr als einem Jahr. Und zwischendurch unterhielten sie sich auch über dies und das. Meist natürlich über das Trainieren. Von ihm hatte er viel gelernt. Und Tobi hatte eine Menge Ahnung davon. Ja, ohne Tobi würde er heute nicht so aussehen, wie er aussah. Das stand fest.

„Hi, Tim", begrüßte ihn Tobi, als er das
‚Turn-it-on' betrat.
„Hi, Tobi!"
„Alles klar bei dir?"
„Mir geht's fantastisch! Habe heute aber nur
knapp zwei Stunden."
„Na, dann mal ran an die Geräte!", sagte Tobi.
Tim zog sich um und ging dann zu den
Hanteln. Heute kein Aufwärmtraining,
dachte er, die Zeit war einfach zu knapp.
Tim nahm zwei Hanteln aus dem Ständer.
Heute musste er etwas mehr Gewichte auflegen, wenn schon so wenig Zeit war. Er schob
sich acht Fünf-Kilo-Scheiben auf jede Hantel.
Und eins und zwei und drei …
„Mach mal halblang!", rief Tobi zu ihm rüber.
„Ohne Aufwärmen und dann gleich volles
Gewicht! Da riskierst du einen Faserriss!"
„Lass mal!", schnaufte Tim. „Kommt mir vor,
als seien die aus Leichtmetall."
Tobi stellte sich neben ihn.
„Heute noch was vor?", fragte Tobi.
„Habe ein Date nachher."

Uff! Ein bisschen schwer waren die Dinger ja.
„Herzlichen Glückwunsch", sagte Tobi.
„Dann sehe ich dich demnächst ja nicht mehr so oft."
„Nein, nein", schnaufte Tim. „Erst das Training, dann die Mädels. Training geht vor."
„So ist recht!" Tobi legte ihm seine Hand auf die Schulter. „Aber nimm trotzdem eine Scheibe runter. Bei 'nem Muskelfaserriss biste für zwei Wochen raus. Da fällst du dann mehr zurück, als du dir jetzt aufbaust."
Tobi ging zu seinem Tresen zurück. Puh!
Tim ließ die Hanteln in den Ständer gleiten. Das war wirklich etwas zu heavy! Zurückfallen wollte er auf keinen Fall. Kaum auszudenken, wenn er zwei Wochen nicht trainieren könnte. Er sollte wirklich mit leichteren Gewichten weitermachen. Tim sah auf die Uhr. Noch eine Stunde, dann nach Hause. Abendessen, Papa hatte gekocht. Und dann: Yeah! Mit Karo ins Kino!

„Papa! Mach doch nicht immer so viel Fleisch."
Nicola verzog angewidert das Gesicht.

„Wenn meine Tochter einen Tag mal nicht rumnörgeln würde!" Der Vater krempelte sich eine Serviette in den Kragen.
„Fleisch ist Eiweiß", sagte Tim.
„Und Fett", ergänzte Nicola. „Reichen dir deine Einweiß-Drinks nicht? Du stapelst die leeren Dosen ja schon in deinem Zimmer."
„Wenn du dich mal sportlich betätigen würdest, liebe Schwester", sagte Tim, „dann würde man das Fett auch nicht so sehen."
Er kniff seiner Schwester leicht in die Hüfte.
„Lass das, du Idiot!"
„Kinder, esst lieber, anstatt euch zu streiten", sagte der Vater kauend.
„Du kannst so viel Salat futtern, wie du willst, Nicola. Wenn du den ganzen Tag am Schreibtisch rumhängst, dann wirst du in zwei Jahren so aussehen wie Frau Bauer."
Der Vater ließ den abgenagten Knochen auf den Teller fallen und lehnte sich genüsslich zurück.
„Also, ich bin stolz auf meinen Bauch", sagte er und streichelte mit beiden Händen darüber.
„Papa, hör auf! Das ist eklig", sagte Nicola.
„Na, nun werd' mal nicht frech, meine Liebe!"
Der Vater knüllte seine Serviette zusammen

und warf sie auf den Teller. „Papa, ich muss heute Abend noch mal weg", sagte Tim.
„Oh, mein Bruder hat ein Date!"
„Haste ein Mädel kennengelernt?", fragte der Vater.
„Vielleicht ja auch einen ‚netten Kerl'", feixte Nicola und zeichnete mit den Fingern so alberne Anführungszeichen in die Luft.
„Also, wenn du mich fragst, Papa: Ich finde das ja ganz schön schwul, was Tim da abends immer vorm Spiegel macht. Musst mal dein Schlüsselloch abkleben, Tim!"
„Als Erstes würde ich dir den Mund abkleben."
Tim warf seiner Schwester einen bösen Blick zu.
„Tu, was du nicht lassen kannst", sagte der Vater. „Aber wenn du heimkommst, sei bitte leise, ich muss morgen früh raus."
Tim legte sein Besteck auf den Teller und sprang auf. Jetzt beeilen! Bei der ersten Verabredung gleich zu spät zu kommen, das ging schließlich gar nicht.

4.

„Perfektes Timing!", rief er Karo entgegen. Beide kamen genau gleichzeitig am Kino an. Sie schlossen ihre Fahrräder ab und gingen hinein.

„Hast du schon eine Idee, was wir uns anschauen können?", fragte Karo.

„Ach, ich bin eigentlich für alles offen."

Sie standen neben der Kasse und blickten hoch zu den Monitoren, auf denen das Programm des Abends ablief.

„Hast du ‚Schatten einer Frau' schon gesehen?", fragte Karo.

„Hey! ‚Der Vollstrecker' läuft!", rief Tim.

„Von dem hat Tobi erzählt."

„Wer ist denn Tobi?"

„Kumpel von mir", sagte Tim. „Aus dem Studio. – Oder da! ‚Ultimate Fighters', der soll auch geil sein!"

„Das klingt alles irgendwie nach Kampffilmen. Magst du so was?"

„Nee, eigentlich überhaupt nicht."

Und eigentlich hatte er wirklich noch nie so einen Film gesehen. Im ‚Turn-it-on' unterhielten

sie sich ständig darüber. Da konnte er dann nie mitreden. Er war nicht dieser Kampfsporttyp. Im Studio gab es einige davon, die neben dem Training die absonderlichsten Kampfsportarten machten. Mit Namen, die er sich nie merken konnte. Die Filme waren bestimmt ultrabrutal. Kämpfe ohne Regeln. Spritzendes Blut. Eigentlich pervers, dachte Tim.
Und Tobi machte so was ja auch nicht.
„Tim, du musst keinen Kampfsport machen", hatte er mal gesagt, „das machen nur die ganz Durchgeknallten." Er konnte also gut damit leben. Irgendwann würde er sich so einen Film mal anschauen, nur um wenigstens mitreden zu können.
„Tim! Hallo?"
Karo wedelte mit der Hand vor seinen Augen herum. „Bist du noch da?"
„Äh, ja", sagte Tim.
„Wie wäre es denn mit ‚Eine romantische Reise' in Kino 9?"
Klar. Mit einem Mädchen konnte man sich so einen Kampfstreifen ohnehin nicht angucken. Und dann gleich beim ersten Mal! Das wäre idiotisch. Karo war anscheinend auf so einen Liebesfilm aus. Warum auch nicht?

„Eigentlich bin ich ja auch mehr ein Romantiker", sagte Tim. „Also gut. Kino 9."
Es war dunkel, als die beiden aus dem Kino nach draußen traten.
„Ich fand es toll, dass du mit mir in diesen Film gegangen bist." Karo lächelte ihn an.
„Hat er dir auch so gut gefallen?"
„Ja, sehr", sagte Tim.
Sie setzten sich auf die Bank vor dem Kino und schauten den vorbeiströmenden Menschen zu, wie sie sich in die verschiedensten Richtungen verteilten.
„Weißt du, die meisten Jungs hätten bestimmt versucht, mich zu so einem blöden Actionfilm zu überreden."
Karo brachte ihn in Verlegenheit. Was sollte man zu so einer Bemerkung sagen?
Das klang irgendwie nach Kompliment.
Tim lächelte verlegen und sah nach unten.
Es entstand eine Pause.
„Erzähl doch mal was von dir", sagte Karo dann. „Was machst du eigentlich so?
In der Schule bekommt man von dir ja kaum etwas mit."
„Na, ich trainiere halt viel."
„Hab' ich mir gedacht", grinste sie.

„Und sonst? Liest du?"
„Eigentlich nicht so oft."
„Ich lese gerade ein Buch von Hermann Hesse."
„Und? Wie ist es?" Tim fiel nicht mehr dazu ein. Von dem Schriftsteller hatte er auch noch nie etwas gehört. Da gab es ja Tausende.
„Ich liebe es. Es ist schon mein vierter Roman von Hesse. Musst du unbedingt mal lesen!"
Tim nickte. Das war irgendwie nicht sein Thema.
„Weißt du: Beim Training, das ist auch geil. Danach fühlt man sich immer total gut. Je länger ich das mache, desto besser wird das. Du kommst aus dem Studio und: Wow! Du fühlst dich so, als würde dir die ganze Welt zu Füßen liegen."
„Kann es sein, dass du ein bisschen selbstverliebt bist?", fragte Karo und sah Tim frech an.
„Wie meinst du denn das?"
„Na, ich habe irgendwie das Gefühl, dass dir dein Körper sehr wichtig ist. Ich meine, du stehst zu Hause bestimmt oft vorm Spiegel und machst so Posen, oder?"

Verdammt, dachte Tim. Er hatte das Gefühl, rot im Gesicht zu werden. Wenn er Karo jetzt anlügen würde, dann dürfte sie niemals sein Zimmer betreten. Oder er müsste vorher immer den riesigen Spiegel in den Flur schieben und die Arnie-Poster abhängen, wenn sie zu Besuch käme.
„Kannst du ruhig zugeben", lachte Karo. „Das machen mehr Jungen, als man denkt."
Tim lächelte zustimmend. Zum Glück war er um eine Antwort herumgekommen.

Auf dem Platz vor dem Kino war es inzwischen ruhig geworden. Weit und breit kein Mensch mehr. Eine Weile hatten sie jetzt schon dagesessen und nicht miteinander gesprochen. Es herrschte fast völlige Stille. Tim sah zu den Schaufenstern des Kinos hinüber. Er spürte aber, dass Karo ihn von der Seite ansah.
„Und jetzt?", fragte Karo. Tim drehte seinen Kopf. Sie schaute ihm erwartungsvoll in die Augen. Tja. Was antwortet man auf so eine

Frage nun wieder? Arnie hätte wahrscheinlich gar nichts gesagt. Er hätte gehandelt.
Tim zuckte mit den Schultern.
„Na, dann lass uns mal nach Hause fahren", sagte Karo und stand auf. „Es ist ja auch schon ganz schön spät."
Mist, dachte Tim. Das war's dann wohl!
Wie ein begossener Pudel lief er hinter Karo her zu den Fahrrädern. Sie schlossen auf und schoben sie wortlos neben sich her. Nach ein paar Metern blieb Karo stehen.
„Also?", fragte sie und sah ihn herausfordernd an. Bestimmt wurde er jetzt wieder rot.
Dann legte Karo ihre Hand in seinen Nacken und zog seinen Kopf sanft an sich heran.
Sie gab ihm einen kurzen, zärtlichen Kuss auf den Mund.
„Hast du morgen Abend wieder Zeit?", flüsterte sie.
In Tims Gehirn schossen die Gedanken wild durcheinander. Schule, Training, Abendessen, Tobi, Kino, Karo.
„Ja", stammelte er. „Ja klar! Gerne!"
„Super!", sagte Karo. Sie stieg auf ihr Fahrrad und radelte davon, ohne sich noch einmal nach ihm umzudrehen.

Tim blieb stehen und sah ihr hinterher.
Hui!, dachte er. Was für ein Abend!
Genau genommen war das eben gerade
sein erster Kuss gewesen, wenn man das
Flaschendrehen in der sechsten Klasse
einmal nicht dazurechnete. Puh! Wow! Sein
erster Kuss! Hier vor dem Kino! Wenn er ein
Tagebuch führen würde, dann würde er alles
ganz genau aufschreiben. Um diesen Abend
festzuhalten für alle Zeiten.

5.

„Bole-Kur? Warum hast du mir davon denn nicht schon früher erzählt?"
Tim saß am Butterfly und sah zu Tobi hoch. Der musterte ihn.
„Na ja. Wie alt bist du jetzt? 16? Vorher sollte man damit auch nicht anfangen. Wegen Wachstum und so."
„Und mit 16 geht das?"
Tobi nickte.
„Nimmst du diese Mittel denn auch?"
„Na, glaubst du denn, hier im Studio ist einer, der das nicht nimmt? Schau sie dir doch mal an!" Tobi zeigte zu den Gewichthebern rüber.
„Nur mit Eiweiß-Futtern bekommst du das nie hin. Das kannst du dir abschminken.
Nee, nee. Anabolika gehören schon dazu."
„Ich hab mal gehört, dass man davon Titten bekommt", sagte Tim.
Tobi grinste. Dann plusterte er seinen Oberkörper auf und spannte die Muskeln an.
„Willst du etwa sagen, dass ich Titten habe?"
„War ja nur 'ne Frage."
Tobi zählte an den Fingern auf.

„Nahrungsergänzung, also Eiweiß und Co, Training und: Bole-Kur. Das sind die drei Bausteine, mit denen du dir einen Körper aufbaust."

„Na dann", sagte Tim. „Hast du diese Mittel da?"

„Siehst du den Typen dahinten? Den Türken?" Tobi zeigte auf einen jungen, schwarzhaarigen Mann an den Hanteln. „Das ist Cem. Wir nennen ihn hier die Apotheke. Ich mach dich nachher mal mit ihm bekannt. Trainiere ruhig noch ein bisschen, und komm um halb in die Umkleide."

Tim rückte ein Gerät weiter. Bis um halb würde er mit dem Zirkeltraining fertig sein.

Um Punkt halb sieben ging Tim zu seinem Schrank.

„Cem, das ist Tim. Tim, das ist Cem."

Tobi kam mit dem Schwarzhaarigen um die Ecke.

„Hi, Cem!"

„Hi, Tim!"

Die beiden gaben sich die Hand.

„Du bist Einsteiger, ja?", fragte Cem.
„Na ja, ich nehme Eiweiß."
„Ich lasse euch beide jetzt mal allein", sagte Tobi. Er legte ihnen kurz seine Hand auf die Schulter. „Ihr schafft das schon ohne mich. Tim, der Cem ist hier unser Experte für schöne Körper." Tobi grinste Cem zu und ging zurück ins Studio.
„Schon klar, Eiweiß", sagte Cem. „Ist 'ne gute Sache. Aber du willst jetzt mehr für deinen Körper tun?"
„Klar!", erwiderte Tim. „Was kannst du mir denn empfehlen?"
„Komm, setz dich." Cem zog den Reißverschluss seiner Bauchtasche auf und kramte darin herum. Er holte einen Streifen mit Tabletten heraus und hielt ihn Tim hin.
„Hier! Ist Dianabol. Nimmst du 3-mal am Tag."
„Und was ist da drin?"
„Das sind Muskelaufbaupräparate", sagte Cem.
„Einfach schlucken?", fragte Tim.
„Das nimmst du mit Wasser."
„Und immer eine?"
„Nein. Du fängst mit zweien an.

Also morgens zwei, mittags zwei, abends zwei. Dann steigerst du. Erzähl' ich dir später noch. Du machst 'ne richtige Bole-Kur. Einen Monat lang."

Tim rechnete kurz.

„Da reicht ja die Packung gerade mal für drei Tage."

„Richtig", sagte Cem. „Ich bin aber fast immer hier, außer dienstags und freitags."

„Da hatte ich ja richtiges Glück", sagte Tim.

Cem lächelte kurz gequält.

„Die kannst du immer bei mir bekommen. Der Streifen hier, 20 Stück, kostet 30 Euro."

Tim wäre fast von der Umkleidebank gekippt. Dann kostete eine Pille mehr als einen Euro! Da würde er ja ein Vermögen schlucken.

„Ja, ich weiß, ist teuer", sagte Cem.

„Aber mach das mal! Wirst sehen: Schon nach einer Woche kriegste voll die Muckis. Du machst das erst mal einen Monat. Dann Pause. Schon nach zwei Wochen erkennst du dich kaum wieder. Brauchst neue T-Shirts. Ist halt 'ne richtige Kur, weißt du?"

Tim sah auf den Streifen mit den kleinen Pillen. Jetzt war es an ihm. Das war richtig viel Geld. Aber er hatte ja Gespartes zu Hause.

Irgendwie würde er schon hinkommen.

„Kann man die Dinger nicht auch im Internet bestellen?", frage er.

„Internet?" Cem zog die Augenbrauen hoch. „Klar, kannst du machen. Aber du weißt dann nicht, was drin ist. In Thailand strecken die das Zeug. Die Pillen heißen ja auch Thais. Aber das hier", Cem wedelte mit dem Tablettenstreifen, „ist reinste Ware. Aus der Türkei. Türkische Wertarbeit sozusagen." Cem grinste. „Die nehm ich nur! Kannst auch gleich für die ganze Kur kaufen. 500 Stück. Ist dann natürlich billiger."

„Nee, lass mal!", sagte Tim. Was sollte sein Zögern? Er wollte es ja sowieso machen. Tobi hatte Recht. Wenn er sich mit den Typen, die hier rumliefen, verglich, war das schon ein Unterschied. So richtig fiel ihm das jetzt erst auf. Wie sollte er diesen Rückstand sonst aufholen?

Tim griff in seine Tasche, holte zwei Scheine heraus und gab sie Cem.

„Alles klar!" Cem stand auf, gab Tim die Pillen und hielt ihm die Hand hin. „Tom, oder?"

„Tim!", antwortete er. Das Zeug schien das Kurzzeitgedächtnis anzugreifen.

„Alles klar, Tim. Wie gesagt: Sprich mich einfach an, wenn du was brauchst."
Cem ging wieder ins Studio.

Tim zog sich an. Noch heute Abend würde er mit dieser Bole-Kur beginnen. Wenn die Dinger wirklich so gut waren, dann hätte ihm Tobi das ja wirklich schon vor zwei Monaten verraten können, als er 16 geworden war. Jetzt wollte er keinen weiteren Tag verlieren. Er hatte immer gedacht, dass man sich bei diesem Doping heimlich irgendwelche Sachen spritzen musste. So wie die Radfahrer das machten. Aber dass das eine richtige Kur war – das klang jedenfalls vielversprechend. Ja. Jetzt würde ein neuer Trainingsabschnitt beginnen.

6.

„Wenn du jetzt so richtig bei der Sache bist", hatte Tobi gesagt, „dann fang doch mal mit Posing an. Muss man schließlich auch üben." Tim hatte so getan, als sei das für ihn ganz neu. Seit Nicola gesagt hatte, dass sie das schwul findet, ließ ihn diese Befürchtung nicht mehr ganz los. Aber Tobi war ja auch nicht schwul. Dann hatte er ihm eine Zeitschrift auf die Sporttasche gelegt – „Body and Life". Auf der Titelseite sah man einen Bodybuilder, „Mr. Olympia" stand darunter. „Nimm die hier einfach mal mit", hatte Tobi vorgeschlagen. „Da kannst du dir ein paar Posen abgucken. Es stehen auch Infos zu Wettbewerben drin." Wenn Tim solche Magazine in Zeitungsläden gesehen hatte, hatte er das immer für so eine Art ‚Playboy für Frauen' gehalten. Da waren ja fast nur Männer drin.

Tim zog sich bis auf die Unterhose aus und stellte sich vor seinen Spiegel. Wow! Das

Zeug von Cem war das reinste Wundermittel. Wenn er seine Arme nur hinhielt, ohne sie anzuspannen, war das schon ein ganz anderes Bild als noch vor einer Woche am Anfang dieser Kur. Cem hatte nicht zu viel versprochen. Ganz im Gegenteil. Und dieses Gefühl war unfassbar. Sein Brustkorb schien gigantisch groß zu sein. Als hätte seine Lunge plötzlich das doppelte Volumen bekommen. Wie aufgepumpt. *Hey, du! Ich bin Tim!*
Tim schlug das Magazin auf und legte es vor sich auf den Boden. Er stellte verschiedene Posen nach, die da zu sehen waren. Einen Arm in die Seite gestemmt, den anderen hinter dem Kopf verschränkt. Oder kniend und die Arme V-förmig seitlich gespreizt. Das war nicht ganz einfach.
Von nebenan hörte er ein Geräusch. Tür abschließen!, schoss ihm in den Kopf. Das hatte er ganz vergessen. Tim drehte den Schlüssel um und holte seine Schachtel aus der Schublade. Hier waren sein Geld und seine Pillen drin. Er drückte drei Tabletten aus dem Streifen und steckte sie in den Mund. Jetzt war er bei neun Pillen pro Tag. Cem hatte ja gesagt, er solle das nach einer Woche steigern.

Geld hin oder her. Da waren immer noch so viele Scheine in seiner Schachtel. Er hatte ja gespart. Und irgendwann musste er sie schließlich ausgeben. Dazu sparte man ja. Und sonst verbrauchte er doch kaum Geld. Sein Vater bezahlte das Studio. Das Eiweiß kostete 20 Euro pro Monat und im Moment hatte er noch die Mega-Dose, die ihm sein Vater zum Geburtstag geschenkt hatte. Die würde noch eine ganze Weile halten. Manche gaben ihr Geld für Zigaretten, Zeitschriften oder Bücher aus. Und er investierte halt alles in seinen Körper. Was war schon dabei? Manche Leute hatten es auf diese Weise immerhin zu einflussreichen Politikern gebracht. Tim schaute kurz zu seinem Poster über dem Bett. Dann auf die Uhr. Jetzt war es kurz vor sieben. Um sieben wollte Karo kommen.

Als Karo neulich das erste Mal bei ihm war, hatte er tatsächlich den Spiegel ins Badezimmer gestellt, das Stativ mit der Kamera in den Schrank befördert und das Arnie-Poster umgedreht. Da kam dann diese Chart-Prinzessin zum Vorschein. Daraufhin hatte er es unters Bett geschoben. Aber heute würde er alles so lassen. Sie sollte es ruhig sehen. Wenn sie das dann lächerlich fand und ihn veralbern würde, dann sollte sie halt wieder gehen. Er konnte doch dieses Versteckspiel nicht ewig so treiben. Und außerdem war Bodybuilding ein anerkannter Sport.

Es klingelte. Tim zog sich schnell an, um Karo reinzulassen. Im selben Augenblick schoss Nicola aus ihrem Zimmer. Tim lief in den Flur.

„Sei nicht so neugierig", rief er Nicola zu. „Ist für mich."

„Schon klar", sagte Nicola. „Aber darf ich mir deine neue Freundin nicht wenigstens einmal anschauen, bevor sie dich wieder sitzen lässt?"

„Verschwinde gefälligst in dein Zimmer!", entgegnete Tim. „Du bist echt peinlich."

Er drückte auf den Türöffner und hörte Karos Schritte im Treppenhaus.

„Nun hau endlich ab!" Tim fuchtelte mit den Händen, aber Nicola ließ sich nicht abwimmeln. Gelassen blieb sie im Flur neben der Wohnungstür stehen.

„Hi, Karo!"
„Hi, Tim, mein Schatz." Karo gab ihm einen Kuss.
„Oh, hallo!", sagte Nicola. Plötzlich war sie ganz freundlich und hielt Karo ihre Hand entgegen. „Ich bin Nicola. Tims Schwester. Hat er dir schon von mir erzählt?"
„Hallo!", antwortete Karo fröhlich und schüttelte Nicola die Hand. „Ich bin Karo. Nein. Tim hat dich noch gar nicht erwähnt."
„Komisch. Dabei bin ich doch seine Lieblingsschwester. Oder, Tim?" Mit gespielter Freundlichkeit grinste sie Tim an.
„Lass uns mal in mein Zimmer gehen", drängte Tim. Er nahm Karos Hand und führte sie den Flur entlang. Nicola lief den beiden hinterher.
„Ach, übrigens, Karo", sagte sie, „falls du den Spiegel im Badezimmer vermisst: Der steht wieder in Tims Zimmer."
Karo lächelte freundlich. Tim warf Nicola einen genervten Blick hinterher.
„So, komm rein." Er schloss die Tür hinter Karo.
„Hat sich ja in eine richtige Modelagentur verwandelt, dein Zimmer." Karo sah sich

im Raum um und lächelte Tim dann an.
„Na ja", sagte Tim. Noch wusste er nicht, wie er Karo das verkaufen sollte. Mist! Sein Blick fiel auf das aufgeschlagene Magazin mit den halbnackten Bodybuildern. Wenigstens das hätte er wegräumen müssen! Es sah einfach zu blöd aus. Karo hatte es aber wohl noch nicht gesehen. Schnell schlang er seine Arme um sie und küsste sie wild ins Gesicht. Mit dem Fuß konnte er jetzt das Heft unter das Regal schieben.
„Hey, Tim!", rief Karo, „nun mal langsam!"
Gott sei Dank. Es war nicht mehr zu sehen. Er ließ Karo los.
„Ach, mir war gerade danach", sagte Tim.
„Glaubst du, ich habe das Heft nicht gesehen?", fragte Karo. Jetzt stand er wieder da wie ein begossener Pudel.
„Na ja, also eigentlich …", fing Tim an, nur um irgendetwas zu sagen. Wie der Satz weitergehen könnte, wusste er aber selbst noch nicht.
„Ist dir das denn peinlich vor mir?", fragte Karo und sah ihm herausfordernd ins Gesicht. Sie holte das Heft unter dem Regal hervor und nahm Tims Hand.

„Komm, gucken wir uns das doch mal an."
Sie zog Tim aufs Bett, legte sich das Magazin auf den Schoß und blätterte darin.
„Oh Mann, sind die hässlich!", rief sie. „Tim, träumst du wirklich davon, so auszusehen?"
Sie blätterte weiter. „Wie kann man sich nur so verunstalten?"
„Also, ich finde die ganz cool", sagte Tim.
„Echt?" Karo schlug die Zeitschrift zu und legte sie zur Seite. „Also ‚Terminator', die Filme, die fand ich ja ganz gut." Sie zeigte auf Tims Poster. „Aber nicht, weil der sein halbes Leben im Fitness-Studio verbracht hat."
„Ich finde das jedenfalls bewundernswert. Der hat doch absolut die Karriere gemacht."
„Kann sein", sagte Karo. „Aber die meisten Typen, die so was machen, haben doch echt nichts in der Birne. Die stehen auch nur auf so magersüchtige Tussis. Also, ich finde: So übertrieben viele Muskeln sind nur was für Leute mit Minderwertigkeitskomplexen."
Tim schwieg. An Karo war schon klasse, dass sie kein Blatt vor den Mund nahm.
Sie sagte, was sie dachte.
„Was findest du eigentlich an mir so toll?", frage Karo. „Ich meine: Bin ich dir nicht zu dick?"

„Nein, überhaupt nicht", sagte Tim.
„Ich finde dich toll, wie du bist."
„Hey, Tim. Ich finde dich auch toll, wie du bist. Auch wenn du nicht so aussiehst wie die Typen in dem Heft. Ich mag, dass du eher so ein ruhiger Typ bist. Na ja, außer beim Schwimmen vielleicht, wenn du die anderen immer so anschreist. Ich finde aber, das hast du doch eigentlich gar nicht nötig. Ich fand dich jedenfalls immer süß. Auch früher schon. Hast du das eigentlich nie gemerkt?"
Tim schaute auf. Das war ihm wirklich neu.
„Wirklich?" Er konnte das nicht ganz glauben. Früher war er doch wirklich der totale Spacki gewesen. Er hätte nie im Leben geglaubt, dass ihn jemand gut findet.
„Ich habe mich halt nie getraut, das zu zeigen", sagte Karo. „Du hast dich immer so zurückgezogen. Ich dachte, ich sei dir völlig egal."

Das waren ja alles ganz neue Gedanken. Karo hatte ihn also früher auch schon gut gefunden? Wow! Sie stellte ihm noch viele Fragen. Warum er dieses Krafttraining überhaupt machte,

warum er sich selbst fotografierte, warum sein Verhältnis zu seiner Schwester so komisch war. Das hatte sie sofort bemerkt. Mit Karo konnte man wirklich über alles reden. Irgendwie durchschaute sie ihn sofort. Das gefiel ihm sogar ein bisschen. Es hatte etwas Befreiendes. Dann hatte Tim für einen Moment gedacht, dass er Karo ja seine Sonntagsshow vorführen könnte. Wahrscheinlich würde sie es seltsam finden, vielleicht auch lustig. Lächerlich machen würde sie ihn dafür aber bestimmt nicht.
Er ließ es dann aber doch sein. Das erschien ihm zu früh. Es war fast elf, als Karo sich verabschiedete.

7.

„Tim!", brüllte der Vater. „Komm mal her!"
Tim streifte sich ein T-Shirt über. Sein Vater stand in der Küche und wedelte mit einem Zettel.
„Was ist das, Tim?"
„Woher soll ich das wissen?"
„Das ist ein Brief von deinem Lehrer."
„Was schreibt er denn?"
„Nichts. Ich soll zu einem Gespräch in die Schule kommen."
Tim nahm seinem Vater den Zettel aus der Hand. Da stand tatsächlich nicht viel drauf. Ein Vordruck. ‚Frau' war durchgestrichen, sein Nachname war auf einer Linie eingesetzt. Einer von drei Sätzen war angekreuzt: *Ich bitte dringend um ein Gespräch in der Schule.* Und mit der Hand war noch ein Termin eingetragen.
„Oh, gleich morgen", sagte Tim.
„Was hast du angestellt?"
„Nichts!" Tim überlegte, ob es in der Schule einen Vorfall gegeben haben könnte. Aber da war tatsächlich nichts, woran er sich erinnerte.

Versetzungsgefährdet war er ja wohl auch nicht. Er stand doch in allen Fächern auf einer stabilen Vier, von der Eins in Sport einmal abgesehen.

„Ach ja! Nichts. Du meinst also, dein Lehrer will mit mir über ‚nichts' sprechen?"

„Kann doch sein", sagte Tim, „Das machen Lehrer meistens."

„Sei nicht so unverschämt! Denk noch mal scharf nach! Ich will da morgen nicht aus allen Wolken fallen."

Tim verzog sich wieder in sein Zimmer.

Da gab es nicht viel nachzudenken. Herr Baumann hatte als sein Klassen- und Sportlehrer doch ein gutes Bild von ihm.

Tim wartete vor dem Lehrerzimmer auf seinen Vater. Eigentlich wollte er ja um Punkt 14 Uhr im Studio sein. Nun würde er abends etwas dranhängen müssen. Wenigstens kam sein Vater pünktlich.

„Tim, nun hoffen wir mal, dass es nichts Schlimmes ist", sagte der Vater und klopfte an die Tür des Lehrerzimmers.

„Guten Tag, Herr …" Herr Baumann streckte Tims Vater die Hand entgegen.
„Pfeiffer", sagte Tims Vater. „Mit drei F."
Herr Baumann schmunzelte kurz und wandte sich an Tim.
„Bitte, Tim, ich möchte erst mit deinem Vater unter vier Augen sprechen."
Tim setzte sich wieder auf die Bank vor dem Lehrerzimmer. Herr Baumann schloss die Tür hinter seinem Vater.

„Herr Pfeiffer, ich möchte mit Ihnen …"
„Was hat der Junge denn angestellt?", unterbrach ihn der Vater.
„Darum geht es ja. Ihr Sohn hat bei mir in Sport immer eine Eins gehabt."
„Ist er etwa abgesackt? Vergisst er seine Sportsachen? Täuscht er Bauchschmerzen vor?"
„Nein. Herr Pfeiffer, es wäre aber nett, wenn Sie mich ausreden lassen würden. Also: Tim treibt viel Sport. Das wissen Sie ja wahrscheinlich. Er hat mir erzählt, dass er täglich vier bis fünf Stunden im Fitness-Studio verbringt."

„Ja", strahlte der Vater. „Und am Wochenende kriege ich den Jungen gar nicht mehr zu Gesicht. Da trainiert er acht Stunden und mehr." Tims Vater lachte erleichtert.
Es schien hier eher um ein Lob zu gehen.
„Wissen Sie", fuhr er fort, „meine Große, die Nicola, die kennen Sie ja vielleicht noch. Das ist 'ne Intellektuelle. Aber die beiden können Sie nicht vergleichen. Die waren schon immer so verschieden. Meine Frau hat immer gesagt, also, als sie noch gelebt hat, die beiden sind wie Tag und Nacht. Wissen Sie, der Tim hat sich zu 'nem richtigen Hochleistungssportler entwickelt."
„Ja, das kann ich bestätigen", sagte Herr Baumann. „Aber ich verfolge diese Entwicklung auch mit Sorge."
„Nanu?", fragte Tims Vater verwundert und stand auf. „Was haben Sie denn dagegen? Sport ist doch gesund. Sie sind doch der Sportlehrer. Das sollten Sie aber wissen!"
„Nun ja", sagte Herr Baumann. „Ich habe den Verdacht, dass Tim Doping-Präparate einnimmt." Tims Vater fing an, zu lachen. Er setzte sich wieder und schlug mit den Handflächen auf den Tisch.

„Was? Tim gedopt? Na, Sie sind mir ja 'n Scherzkeks. Meinen Sie, wie der Dingens da, dieser Radfahrer?"

„Dass Tim seit einem Jahr Protein-Präparate zum Muskelaufbau nimmt, ist Ihnen aber bekannt?"

„Ja, dieses Zeug! Tim sagt, das ist gut für die Muskeln. Die leeren Dosen stapelt er ja in seinem Zimmer. Machen Sie sich mal keine Sorgen. Der Junge isst gut, ich koche jeden Abend. Der ernährt sich nicht nur von diesem Zeug."

„Lassen wir das Eiweiß mal aus dem Spiel. Ob das sinnvoll ist, sei dahingestellt. Darum geht es mir nicht. Ich sagte ja bereits, dass es um Dopingmittel geht. Vermutlich Anabolika."

„Anna... was?"

„Anabolika sind hormonähnliche Stoffe, die das Muskelwachstum in Gang setzen."

„Ach! Das hat der Tim doch gar nicht nötig. Schauen Sie sich den Jungen doch mal an! Der ist doch so schon das reinste Muskelpaket."

„Anders kann ich mir bei Tim das rasante Muskelwachstum in den letzten Wochen aber nicht erklären. Nur mit Eiweiß ist das nicht zu

erreichen. Ich habe wirklich den Verdacht …"
„Also, jetzt hören Sie mal", unterbrach ihn der Vater. „Mein Sohn hat ja vielleicht nicht viel im Kopf. Das wissen wir ja. In Mathe steigt er nicht durch – das bin ich übrigens auch nie. In Deutsch und Englisch ist er auch keine Leuchte. Wie bei mir damals. Aber aus mir ist ja schließlich auch was geworden.
Und der Tim macht nun mal gerne Sport. Sehen Sie das doch mal so: Tim raucht nicht, Tim trinkt keinen Alkohol, Tim nimmt keine Drogen. Was wollen Sie denn mehr? Welcher Junge in dem Alter macht schon so viel für seine Gesundheit? So einen müssen Sie doch lange hier suchen an Ihrer Schule."
„Anabolika sind jedenfalls in Deutschland nur für den medizinischen Gebrauch zugelassen. Und Amphetamine sind Aufputschmittel, die die Leistungsfähigkeit kurzfristig steigern. Sie fallen aber genau wie die meisten Drogen unter das Betäubungsmittelgesetz."
„Drogen?", rief Tims Vater und stand empört auf. „Sie sagen, mein Sohn ist ein Junkie? Das ist ja allerhand! Was man sich heutzutage von Lehrern alles sagen lassen muss!" Der Vater ging schnaubend zur Tür und riss sie auf.

„Tim! Komm, wir gehen! Das muss ich mir nicht länger anhören! Anamine!
Dein Lehrer meint, du bist 'n Drogenabhängiger. Und so was nennt sich Pädagoge!"
Der Vater schlug die Tür zum Lehrerzimmer zu. Baumann schien also irgendwie von seiner Bole-Kur Wind bekommen zu haben. Er hätte ihn ja vorher mal ansprechen können, bevor er gleich seinen Vater in die Schule holt, dachte Tim.
Neulich, nach dem Gespräch mit Karo, hatte er ja kurz überlegt, ob er mit der Kur aufhören sollte. Aber das wäre blöd. Jetzt, wo es gerade so gut lief. Er sah einfach 100-mal besser aus als noch vor zwei Wochen. Das Zeug von Cem war wirklich genial. Bis zu einem bestimmten Level wollte er schon noch kommen. Sie verließen die Schule, Tim trottete seinem Vater hinterher.

8.

Tim hielt Cem die 50 Euro hin.

„Ich weiß", sagte Cem, „Geht ganz schön ins Geld." Er steckte den Schein weg. „Glaub mir, ich kenne das. Am Anfang geht's noch, und dann braucht man immer mehr. Hier!" Er gab Tim eine Packung mit 40 Pillen. „Das nimmst du mit Wasser!"

Tim steckte die Tabletten ein. Immer dieses ‚Das nimmst du mit Wasser'. Das wusste er ja langsam. Cem sagte das jedes Mal.

„Du kannst auch selbst verkaufen", schlug Cem vor. „Verdienste ein bisschen Geld dazu."

„Ich?", fragte Tim erstaunt. „Wie soll das denn gehen?"

„Kein Problem! Du bestellst das bei mir. Ich mach 'nen Spezialpreis für dich. Du verkaufst bloß weiter."

„Wo bekommst du denn die Sachen her?"

„In der Türkei ist das ganz legal. Die Pillen kannst du in jeder Apotheke kaufen. Da brauchst du kein Rezept. Bloß hier ist das verboten. Ist halt Deutschland.

In Deutschland ist doch alles verboten."
„Und du kaufst es da und bringst es her?"
„Nein", lachte Cem. „Das macht ein Freund in der Türkei, der schickt es mir."
Tim überlegte. Das klang irgendwie einfach. Warum sollte er das nicht tun? Langsam wurde es echt knapp mit dem Geld.
„Und weißt du, was das Beste ist?", fragte Cem. „Du kannst sogar meinen Job hier übernehmen. Läuft gut im ‚Turn-it-on'."
„Wieso?", fragte Tim. „Gehst du wieder zurück in die Türkei?"
„Nein, Quatsch!", entgegnete Cem. „Ich bin doch in Deutschland geboren. Aber ich hör' hier bald auf. Ist nicht so gut, so lange in einem Studio zu verkaufen, weißt du?"
Tim überlegte.
„Ich schlage vor, wir gehen nach dem Training was trinken. Dann besprechen wir alles", sagte Cem.

Die Sache war also tatsächlich denkbar einfach. Cem hatte ihm nach dem Training alles erklärt. Welche Mittel am besten liefen, wie viel er pro Woche brauchte und die Verkaufspreise. Er hatte ihm eine Preisliste geschrieben und ihm vorgerechnet, wie viel er damit verdienen würde, wenn die Sache so lief wie bisher. Und für ihn selbst würde es sogar auch noch einmal billiger werden, weil er dann ja sozusagen Großabnehmer war. Etwas komisch kam ihm das aber schon vor. Vor allem, dass er jetzt wie Cem zwischendurch immer wieder in der Umkleide verschwinden müsste. Im Gerätebereich sei Verkaufen nämlich tabu, hatte Cem ihm eingeschärft. Tobi wollte das wohl nicht. Da würde er das Training ständig unterbrechen müssen. Das war ein Nachteil. Ansonsten lagen die Vorteile aber klar auf der Hand.

„Hey, Tim!" Tobi empfing ihn mit einem Stoß in die Seite.
„Hi, Tobi!"
„Mensch, jetzt machst du also den Job von Cem!"
„Sieht wohl so aus", sagte Tim.
„Wer hätte das gedacht. Unser Küken hat sich ja richtig gemacht."

„Warum machst du das eigentlich nicht selbst, Tobi?"

„Nee, nee. Mit den Sachen will ich nichts zu tun haben."

„Wieso denn nicht?"

„Du, ich habe hier genug zu tun mit dem Studio. Na ja, und das ist halt nicht 100-prozentig legal, weißt du?"

Daran hatte Tim noch gar nicht gedacht. Aber logisch, wenn die Mittel in Deutschland nicht erlaubt waren, dann war es wahrscheinlich wirklich nicht ganz legal.

„Aber mach dir mal keine Sorgen", beruhigte Tobi. „Ich habe noch nie gehört, dass die mal irgendjemanden hochgenommen haben. Weißt du: Im Leistungssport, bei den Wettkämpfen, da machen die einen Riesen-Trara, wenn so etwas mal auffliegt. Mit Hormonen und so. Das gibt dann einen riesigen Medienrummel, und alle zeigen mit dem Finger auf den bösen Sportler: Guck mal, der war gedopt! Aber mehr passiert doch nicht. Und weißt du auch, warum?"

Tim schüttelte den Kopf.

„Weil Leistungssport ohne Doping gar nicht mehr geht. Die sind doch alle gedopt. Absolut alle. Ohne Mittel kommt heute keiner mehr über die Regionalliga hinaus. Wenn die nicht mit Chemie nachhelfen, brauchen die für alles die doppelte Zeit, das garantiere ich dir. Guck dir doch einfach mal die Rekordergebnisse von früher an. Wenn die Läufer 1960 zehn Sekunden gebraucht haben, dann laufen die heute die gleiche Strecke in acht Sekunden. Meinst du, das liegt daran, dass die heute eine andere Lauftechnik haben?" Tim schaute Tobi bewundernd an. Er hatte echt Durchblick, das musste man schon sagen.

„Weißt du", fuhr Tobi fort, „wenn die wirklich ernsthaft gegen Doping vorgehen würden, dann gäbe es bald keinen Sport mehr. Jedenfalls keine Wettkämpfe, wie wir sie kennen. Das guckt sich doch keiner mehr an, wenn die Läufer wie Schnecken über den Rasen kriechen. Und ohne Fernsehzuschauer keine Werbung, ohne Werbung kein Geld. Und ohne Geld kein Sport mehr. So einfach ist das. Anstatt der WM müssten die dann Tierfilme im Fernsehen zeigen. Kannst du dir das vorstellen?" Tim schüttelte den Kopf. „Eben. Also werden die sich doch hüten, ernsthaft etwas dagegen zu machen." Tobi lachte. „Also Tim: Ich schicke dann die Leute ab jetzt immer zu dir." Tobi winkte kurz und ging zu seinem Tresen.

Mit einem etwas komischen Gefühl machte sich Tim an das Zirkeltraining. Aber Tobi hatte schon Recht. Von Drogenfahndern hörte man zwar ständig etwas. Aber dass die jetzt auf einmal durch die Tausenden von Fitnessstudios laufen und von den Millionen von Privatleuten Blutproben nehmen würden, das konnte schließlich gar nicht sein. Jetzt war er selbst also die Apotheke im ‚Turn-it-on'.

Das klang doch auch gar nicht so schlecht. Da war er jetzt wer. Schon nach dem Training hatte er sich an diesen Gedanken gewöhnt.

9.

Es war die dritte Woche der Kur. Tobi hatte ihm das noch mal genau erklärt. Nach einem Monat sollte er erst mal die Wachstumsphase unterbrechen. Dann sollte er Mittel nehmen, die das Wasser aus den Muskeln rausbrachten. Damit man besser die Form sah. Tim hatte genickt. Sein Oberkörper hatte phänomenal zugelegt. Aber er könnte ja noch etwas verlängern. Er war noch nicht ganz zufrieden. Und Pillen hatte er jetzt praktisch in unbegrenzter Menge. Er saß ja direkt an der Quelle.

Tim presste die Gewichte des Butterflys zusammen. Das war sein Lieblingsgerät geworden.

Eigentlich war das gar kein Sport, dachte er. Das war eigentlich Kunst. Man konnte sich hier genau so formen, wie man es haben wollte. Nackenpresse für die Schultern. Ein bisschen Butterfly: Die Brustmuskeln wurden massiv. Curling, wenn die Oberarme zu dünn waren, oder Sit-ups mit Hanteln auf der Schrägbank für den Bauch. Genau

genommen war er also ein Körper-Designer.
„Hey, Mr. Olympia 2010!" Tobi kam auf ihn zu.
„Du, Tim, da ist ein Neuer. Hat sich vor ein paar Tagen angemeldet. Ich habe ihm gesagt, du kommst gleich mal in die Kabine."
„Alles klar", sagte Tim. „Bin gleich da."

„Hast du auch Ampullen?" Der Typ war vielleicht Mitte dreißig. Mächtiger Oberkörper. Ungewöhnlich war nur der Bart. Einen Bodybuilder mit Bart hatte er noch nie gesehen. Aber das war vielleicht der neuste Schrei.
„Ampullen?" Tim kniff die Lippen zusammen. Er hatte keine Ahnung, was der Typ meinte. So wie der fragte, schien das irgendetwas ganz Spezielles zu sein.
„Nein, sind leider gerade alle", antwortete Tim. Cem würde ihm das sicher besorgen können.
„Was hast du denn anzubieten?", fragte der Typ. Tim öffnete seine Bauchtasche.
„Was du willst", sagte er und ließ den Mann hineinschauen. „Ephedrin, Codein, Nandrolon."

Inzwischen konnte er die Namen der Mittel richtig runterrattern. Auch wenn er teilweise gar keine Ahnung hatte, was es war. Die meisten wussten ja genau, was sie wollten.
„Oder hier: Dianabol …"
„Nee, lass mal", wehrte der Typ ab. „Bis wann kannst du die Ampullen besorgen?"
„Frag mich einfach am Montag noch mal", sagte Tim. Der Typ verschwand, ohne ein Wort zu sagen. Unfreundlicher Zeitgenosse, dachte Tim.

Tim ging zu den Hanteln, da war gerade keiner. Er winkte Tobi zu sich heran.
„Der Typ wollte Ampullen. Was meint der denn?"
„Testosteron", erklärte Tobi kurz. „Hormone. Das spritzen die sich unter die Haut."
„Bäh!" Tim schüttelte sich. „Das würde ich ja nie machen."
„Hat aber den Vorteil, dass sich das dann gleichmäßiger im Körper verteilt, weißt du?"
Die Vorstellung ekelte Tim etwas. Man konnte ja alles schlucken. Aber sich selbst eine

Spritze in den Bauch pieksen. Guah!

„Ach, weißt du", sagte Tobi, „die richtigen Profis, das sind knallharte Hunde. Hast du eine Ahnung, was die alles machen?"

Tim sah ihn neugierig an.

„Die machen sich richtige Cocktails. Da ist dann alles drin. Anabolika für die Muskeln, Amphis, damit sie länger trainieren können, und dazu gleich noch Schmerzmittel, damit die Gelenke von dem übertrieben vielen Training nicht so wehtun."

„Ist ja hart", sagte Tim.

„Aber das verkaufst du denen doch die ganze Zeit." Tobi legte ihm seine Hand auf die Schulter. „Musst dich mal ein bisschen schlau machen."

Das stimmte wahrscheinlich, dachte Tim. Das sollte er wirklich langsam mal tun. Bisher hatte ihn das nie gekümmert, was er da verkaufte. Ein Experte wie Cem war er sicher nicht. Cem gab ihm einmal pro Woche eine Tüte mit den ganzen Sachen, und die Leute im Studio wussten immer ganz genau, was sie haben wollten.

„Ich sehe Cem heute Abend, wenn wir zumachen", sagte Tobi. „Ich sage ihm dann

Bescheid wegen der Ampullen." Er ging.
Tim unterbrach kurz die Übungen und zog sein Handy aus der Tasche. Es hatte gepiept. SMS von Karo.
Heute Abend schon was vor? Oder wieder trainieren? Kuss. Karo.
Tja. Eigentlich wäre das ja wirklich schön, heute Karo zu sehen, dachte Tim. Außerdem war ja Freitag und morgen keine Schule. Die letzte Woche hatten sie sich eigentlich nur dort gesehen. Sie müssten mal wieder richtig reden. Das war schon super mit Karo. Stundenlang konnte er sich mit ihr unterhalten, ohne dass es langweilig wurde. Sie wusste inzwischen fast alles über ihn. Nur das mit der Kur, das würde sein Geheimnis bleiben. Sie würde es bestimmt nicht so gut finden, wenn sie wüsste, dass er Tabletten nahm. Aber sich mit Karo zu treffen, hieß immer auch: weniger trainieren. Er kam sich manchmal schon wie ein gestresster Manager vor, wenn er die Termine mit Karo irgendwie zwischen Schule und ‚Turn-it-on' schieben musste. Oder früher aufhören, Karo treffen und anschließend noch mal bis elf ins Studio. Karo war wahrscheinlich auch schon ein

bisschen genervt, weil er nicht mehr so oft Zeit hatte für sie. Das klang in der SMS ja auch durch.
Aber heute würde es jedenfalls nicht mehr gehen. Er hatte schon zu viel Zeit verloren. Leider war auch das ganze Wochenende schon verplant. Er wollte doch endlich mal von morgens bis abends durchtrainieren.
Wo es doch gerade so gut lief. Karo musste dafür einfach Verständnis haben. Tim tippte eine SMS:
Sehen uns am Montag in der Schule, okay? Kuss. Tim.

10.

Nur noch das Sonntagsfoto. Tim drückte den Selbstauslöser. Noch mal die letzte Pose – Blitz.
Tobi hatte schon Ahnung, dachte Tim. Aber man musste alles aus ihm herauskitzeln. Was hatte er gestern gekämpft an den Geräten. Vier Stunden Training am Stück. Dann einmal heiß duschen und danach noch mal vier Stunden. Da war irgendwo eine Grenze erreicht.
Erst heute Morgen vor dem Training hatte Tim genauer nachgefragt, was das denn für Mittel waren, von denen man beim Trainieren nicht so schnell müde wurde.
„Nimm doch mal Ephedrin", hatte Tobi gesagt. „Das hast du alles in deiner Tasche."
Ja, und es war genial gewesen, dieses Ephedrin. Irgendwie bewirkte das Zeug, dass man eine ungeheure Energie im Körper spürte.
Bis eben hatte er durchtrainiert. In einem Stück. Ohne Pause. Es war wie im Rausch. Jetzt fühlte er sich aber schon etwas erschlagen.

Noch einmal diese komplizierte Pose, noch ein Foto. Er erschreckte sich riesig, als plötzlich die Tür aufgerissen wurde.

„Mach ruhig weiter", sagte Nicola. Sie kam ins Zimmer, schloss die Tür, setzte sich auf sein Bett und musterte ihn. „Lass dich nicht stören. Tu einfach so, als sei ich nicht da."
Tim griff nach seinem T-Shirt und zog es sich über.

„Was soll denn das? Hast du null Sinn für die Privatsphäre anderer Leute?"

„Zufällig sind wir ja Geschwister", sagte Nicola. „Und wenn Papa sich einen Dreck dafür interessiert, was du dir alles einpfeifst, dann kannst du dankbar sein, dass du eine große Schwester hast, die dir in regelmäßigen Abständen sagt, dass du 'ne ganz schöne Schraube locker hast."

„Danke für die wertvollen Informationen!" Tim öffnete die Tür und zeigte hinaus.

„Die Audienz ist jetzt aber schon beendet."
Nicola stieß mit dem Fuß die Tür wieder zu. „Ich hab dir was mitgebracht", sagte sie und rollte einen Stapel Blätter auseinander. „Ich denke, das solltest du wissen. Habe mich im Internet schlau gemacht. So was

fällt meinem kleinen Bruder ja etwas schwer. Wahrscheinlich hast du vor lauter Krafttraining inzwischen das Lesen verlernt."
„Du hast wohl sonst nichts zu tun", sagte Tim.
„Hat sich etwa dein Freund von dir getrennt?" Nicola las vor.
„Anabole Steroide, auch Anabolika genannt. Nebenwirkungen: Aggressionsausbrüche, Akne, schwere Leberschäden, Herzfehler bis hin zum Herzinfarkt."
„Dass ich nicht lache", sagte Tim.
„Klar kann man immer gleich den Teufel an die Wand malen."
„Gib doch einfach mal im Internet ein: ‚Todesfälle' und ‚Anabolika'. Da wird dir das Lachen vergehen. Oder hier ..." Nicola las weiter. „Ganz besonders nett: Gynäkomastie. Weißt du, was das ist? Nein? Brustbildung beim Mann."
Tim stand mit verschränkten Armen im Zimmer und sagte nichts.
„Aber keine Sorge, Tim. Brüste sind nicht tödlich, das kann ich dir versprechen. Männer finden Busen doch chic. Und wenn ich dich so angucke, dann würde ich sagen: Körbchengröße A wird bei dir langsam schon

etwas knapp." Tim sah an sich hinunter. „Karo scheinst du ja davon nichts erzählt zu haben. Im Internet ist übrigens eine ganze Liste von Leuten, die an den Mitteln gestorben sind. Würde mich schon interessieren, wie du darüber denkst." Nicola sah ihren Bruder forsch an.

„Es gibt auch Leute, die sterben an einer Pilzsuppe", konterte Tim. Ja, so war es doch. Zu jedem Thema las man irgendwelche Horrormeldungen. Es gab schließlich immer jemanden, der einen noch so harmlosen Wirkstoff als total gefährlich darstellte.

Im Internet gab es bestimmt auch Berichte, in denen Leute an einer Tomate gestorben waren.

„Der Unterschied ist", sagte Tim, „dass die Typen, die daran gestorben sind, irgendwelchen Mist aus Thailand oder Russland genommen haben. Da strecken die das Zeug mit Rattengift oder so."

„Und woher willst du wissen, dass deine Pillen nicht gestreckt sind?"

„Die kommen aus der Türkei. Ich kriege sie direkt von der Pharmaindustrie. Das sind Medikamente, verstehst du?"

„Aus der Türkei. Soso." Nicola guckte spöttisch. „Und du holst sie dir dort natürlich persönlich ab. Direkt aus den staatlichen Laboren mit Qualitätssiegel."
„Ach, lass mich doch in Ruhe", grollte Tim.
„Was mich noch interessieren würde: Wie bezahlst du das Zeug eigentlich? Ich habe mir nämlich im Internet eine Preisliste ausgedruckt. Ich würde sagen: Mit deinen 50 Euro im Monat kommst du gerade mal eine Woche hin, wenn überhaupt. Wahrscheinlich bist du inzwischen richtig abhängig von dem Zeug."
Dass Nicola ihn hier gerade wie einen Drogenabhängigen hinstellte, nervte ihn. Ja, das machte ihn sogar richtig wütend. So war sie halt. Früher hatte sie mit ihrem Vegetarier-Fimmel die ganze Familie genervt; hatte vor dem Essen ähnliche Predigten gehalten: Brustwachstum von Schweinesteaks, Impotenz von Bratwürstchen und so weiter. Als Gammelfleisch gefunden wurde, war sie richtig aufgeblüht mit ihren Anti-Fleisch-Vorträgen. Es reichte allmählich!
„Und Mama ist auch nicht an Krebs, sondern an einer Bulette gestorben. Ich weiß" Tim

war klar, dass das ein ganz übler Spruch war, aber so würde Nicola endlich Ruhe geben.

„Du bist ein echt fieser Typ geworden, Tim!", sagte Nicola. „Karo tut mir echt leid. Übrigens habe ich am Wochenende mit ihr telefoniert."

Hä? Warum mischte Nicola sich jetzt auch noch in die Sache mit Karo ein? Sie schreckte einfach vor nichts zurück.

„Hau ab, geh in dein Zimmer!", rief er.

„Keine Sorge, mach ich", erwiderte Nicola und stand auf. „Nur das hier noch zur Erinnerung, da dich ja scheinbar gar nichts abschreckt."

Sie klebte einen Computerausdruck neben sein Arnie-Poster an die Wand und schlug die Tür hinter sich zu. Na endlich, dachte Tim und sah auf das Blatt.

„Anabolika machen impotent!!!" stand da groß und fett, darunter noch irgendetwas Kleingedrucktes. So ein Käse! Davon hätte er ja wohl schon etwas gemerkt.

Tim riss das Blatt von der Wand, zerknüllte es und warf es in den Papierkorb.

11.

Tim hatte das Gefühl, zu fliegen. Er hatte seinen Arm um Karos Hüfte gelegt, so schlenderten sie durch die Fußgängerzone. Er fühlte seinen Arm in Karos schlankem Rücken. Wie eine Feder schwebte sie neben ihm her. Sein Brustkorb fühlte sich weit an. Und das ohne diese Lufteinsaugtechnik. Tim dachte zurück. Die Entwicklung der letzten Wochen war rasant gewesen. In seinem Zimmer brauchte er bald einen breiteren Spiegel. Die Mittel waren einfach genial.

„Ich wollte mit dir noch über etwas reden", fing Karo an.

„Nicht jetzt", sagte Tim und legte seinen Zeigefinger auf ihren Mund. Wozu musste man reden? Er wollte den Spaziergang jetzt vollkommen genießen. Die Abendsonne war nicht mehr allzu warm, aber er fror nicht, obwohl er nur ein Muskelshirt trug. Entgegenkommende Fußgänger wichen ihnen aus.

Ja, Muskeln erzeugen Respekt, dachte Tim. Er lenkte Karo vor ein Schaufenster und blieb mit ihr davor stehen.

„Cool, oder?", sagte er.

„Ich weiß nicht, was an Damenmänteln cool sein soll", erwiderte Karo.

„Ich meine doch uns!" Tim zeigte auf das Schaufenster, in dem sich die beiden in der Abendsonne spiegelten. Er mit Karo im Arm. Wie seine braun gebrannten Schultern ihren Körper fast verschlangen. Karos schlanke Figur, die sich wie angegossen in seine männlich geformte Seite hineinschmiegte. Dieses Bild war perfekt. Immer wenn er sich vorgestellt hatte, eine Freundin zu haben, hatte er genau dieses Bild im Kopf gehabt.

„Passt das nicht perfekt zusammen?"

„Finde ich auch", sagte Karo und legte ihren Kopf an seine Schulter. Tim hätte Bäume ausreißen können.

Vor ihnen gingen jetzt zwei unangenehme Typen am Schaufenster vorbei.

„Guck mal!", sagte der eine zu seinem Kumpel und zeigte ins Schaufenster. „Da gibt's aufblasbare Gummischwäne."

Tim spürte, wie in seinem Magen explosionsartig ein kochender Saft aufstieg.

„Moment mal!", rief er den beiden hinterher, die bereits ein paar Schritte weiter waren.

Die zwei blieben stehen und drehten sich zu ihnen herum. Sie waren älter als er. Springerstiefel, Bomberjacken, kurz geschorene Haare. Eklige Typen.
„Kannst du das noch mal sagen?", fragte Tim ruhig. Er musste sich zwingen, cool zu bleiben, denn innerlich brodelte es in ihm.
„Mein Freund hat gesagt, dass es da drinnen aufblasbare Gummivögel gibt", sagte der eine und feixte seinem Kumpel zu. „Zumindest stand da eben noch einer im Schaufenster."
Beide lachten fies.
„Komm Tim, lass uns abhauen!", flüsterte Karo. „Das gibt nur Ärger. Die sind doch angetrunken!"
Tim war fest entschlossen, vor den beiden nicht abzuhauen.
„Ich will das nur eben klären", sagte er und zog Karo zur Beruhigung fester an sich heran. „Wenn ihr beide mal eure Elefantenjacken ausziehen würdet, dann seht ihr doch aus wie eingetretene Altöl-Tonnen!", rief Tim ihnen zu.
Die hörten schlagartig auf, zu lachen und guckten jetzt finster drein. Der größere von beiden griff in seine Jacke und zog ein Taschenmesser heraus.

„Mach ihm mal etwas Luft", sagte der eine.
„Ich finde, sein T-Shirt sitzt etwas eng."
„Hab ich eben vor", erwiderte der andere.
Er spuckte seine Zigarette auf den Gehweg und kam mit gezücktem Messer auf Tim zu. Blitzschnell ließ er Karo los und schlug mit seiner Hand voller Wucht gegen den Unterarm des Typen, sodass das Messer ein paar Meter wegflog. Der hielt sich jetzt vor Schmerzen seinen Unterarm und sah seinem Taschenmesser hinterher, das gerade in einem Gulli verschwand. Noch bevor der andere aus seiner prallen Jacke irgendetwas herausholen konnte, hatte Tim ihm schon mit voller Kraft in den Bauch getreten und auf den Boden befördert. Er griff nach dem Arm des Messerstechers und drehte ihn so, dass der sich wimmernd zu Boden krümmte.
„Jetzt sag mir doch noch mal, was du da im Schaufenster gesehen hast", sagte Tim.
„Lass mich los, du Arsch!", schrie der unter Schmerzen.
„Nein", entgegnete Tim ruhig, „das wollte ich nicht hören!"
Er zog den Kerl vor das Schaufenster.
„Los! Sag schon, was du da siehst."

Tim drehte so sehr an seinem Arm, dass der kaum mehr sprechen konnte.

„Wichser!", fluchte er.

„Nein, auch falsch", sagte Tim und drehte noch etwas mehr.

„Also, was siehst du?"

„Einen coolen Typen mit einem geilen Body", winselte er.

„Richtig!", bestätigte Tim und lachte. „Geht doch!" Mit einem kräftigen Schwung schubste er den Kerl über den Gehweg, sodass er auf seinen Kumpel fiel, der immer noch am Boden saß und sich den Bauch hielt.

„Schwule Säcke!", rief Tim ihnen zu.

„Komm, Karo! Das wäre geklärt."

Tim legte den Arm um ihre Hüfte und führte Karo ruhig weiter, als hätte er nur gerade eben eine Fliege von seinem Arm verscheucht.

Die beiden würden ihnen nicht folgen.

Da war er sich sicher. Wortlos liefen sie weiter.

Tim versuchte, so zu tun, als hätte der Vorfall gar nicht stattgefunden. Aber die Stimmung bei Karo war eingetrübt. Das entging ihm nicht.

„Tim, ich fand das nicht so toll", sagte Karo nach einer Weile. Tim antwortete nicht.

Er hatte sich von Karo jetzt ja etwas anderes

erhofft. Warum sagte sie nicht: „Tim, ich fand das total cool, wie du es den beiden gezeigt hast."

Ja, das war schon etwas enttäuschend.

Sie kamen am Kino an.

„Hast du schon eine Idee, was wir gucken wollen?", fragte er Karo.

„Weißt du, irgendwie ist mir die Lust auf Kino vergangen."

„Schade", sagte Tim. „Hast du vielleicht Lust, Eis essen zu gehen?"

„Ach weißt du, ich glaube, ich will jetzt lieber nach Hause, Tim."

„Soll ich mitkommen?"

„Nein, ich glaube, ich will heute Abend doch lieber allein sein."

Sie umarmte Tim kurz und lief einfach weiter.

„Was hast du denn?", rief er. Aber Karo antwortete nicht. Tim sah ihr hinterher. Warum ließ sie ihn hier einfach so stehen? Es war doch Kino geplant. Und Karo war es doch gewesen, die sich heute unbedingt mit ihm treffen wollte. Was hatte sie bloß auf einmal? Mädchen zu durchschauen, war manchmal wirklich schwierig.

12.

„Du kannst mich heute Nachmittag ja mal anrufen", hatte Karo in der Schule gesagt. Mehr nicht. Sie schien immer noch etwas sauer gewesen zu sein. Aber als Tim sie dann anrief, klang sie wieder ganz normal.

„Also, um sieben Uhr im Park. Die gleiche Stelle wie neulich. Bis nachher, Tim!"

Tim steckte sein Handy ein und stopfte die Decke für das abendliche Picknick in die Sporttasche. Er würde heute alles in einem Rutsch erledigen. Gleich nach dem Training in den Park zu Karo, seine Tasche konnte er im ‚Turn-it-on' lassen und abends mitnehmen, wenn er nach dem Treffen noch einmal ins Studio fuhr. Karo musste ja wahrscheinlich wieder um zehn zu Hause sein. Da hatte er anschließend noch eine knappe Stunde zum Trainieren.

Ja, Mädchen sind manchmal komisch, dachte Tim. Von einem Augenblick zum nächsten ändern sie ihre Stimmung um 180 Grad. Einmal total anschmiegsam, dann plötzlich völlig abweisend. Und eben am Telefon hatte Karo wieder ganz nett geklungen. Das sollte mal einer verstehen! Hormone, dachte er. Mädchen sind halt hormongesteuert. Aber solange alles im Rahmen blieb, konnte er damit leben.

„Hier wieder?" Tim breitete die Decke auf der Wiese aus. Beide legten sich hin. Hier hatten sie schon ein paarmal gelegen. Die Bäume spendeten einen angenehmen Halbschatten, die Abendsonne war ja noch recht kräftig. Und sie boten auch etwas Sichtschutz. Hier an dieser Stelle waren sie sich ja schon einmal näher gekommen.
„Ist doch ein super romantischer Platz, oder?", fragte Karo.
Tim nickte und legte seine Hand auf Karos Arm, er streichelte sie. Karo blinzelte in die Sonne.
„Gehst du danach wieder zum Training?"
„Ja, aber nur noch kurz. Das Studio macht ja schon um elf zu."
 „Hast du nicht Lust, mit mir nachher lieber das Kino nachzuholen?"

„Na ja, habe mir eigentlich vorgenommen, noch zu trainieren. Ich bin gerade in 'ner guten Phase, weißt du?"
Karo sah Tim ernst an.
„Nun sei mal nicht enttäuscht", sagte Tim. „Das holen wir ein anderes Mal nach, okay?"
Er beugte sich etwas in Karos Richtung, um ihr einen Kuss zu geben. Aber Karo wich ihm aus.
„Tim, ich muss etwas mit dir bereden. Weißt du, die letzten Wochen waren echt schön."
Sie sah ihm wieder ernst ins Gesicht. „Jedenfalls am Anfang. Ich habe aber das Gefühl, du hast nur noch dich und dein Training im Kopf. Alles andere wird dir immer unwichtiger."
„Stimmt doch gar nicht", widersprach Tim. Er hatte jetzt gar keine Lust, so ein ernstes Gespräch zu führen. Aber ihm war schon klar, dass da etwas Wahres dran sein mochte. Ohne Training fühlte er sich nicht mehr wohl. Das stimmte. Wenn er trainierte, dann war das wie ein Rausch. Da spürte er seinen Körper. Er spürte sich selbst. Danach konnte man richtig süchtig werden. Aber das musste Karo einfach akzeptieren. Das war halt er.

„Klar ist mir das Training wichtig", sagte Tim, „aber du bedeutest mir auch viel."
„Das sagst du jetzt vielleicht, aber so kommt es mir nicht vor."
„Das ist aber so."
„Du hast doch kaum Zeit für mich. Schule, und dann Training, Training, Training. Dazwischen, aber nur wenn mal zufällig nichts anliegt: Karo. Hast du nicht gemerkt: Ich hatte immer Zeit für dich, wenn du mich gefragt hast. Aber ich bin für dich doch absolut zweitrangig. Nicht mal am Wochenende nimmst du dir Zeit, mit mir mal etwas Richtiges zu unternehmen."
„Darf ich dich daran erinnern, dass ich am Montag mit dir ins Kino wollte. Du bist dann auf einmal abgehauen und hast mich stehen lassen."
„Das ist der nächste Punkt, Tim. Am Montag, da habe ich richtig Angst gekriegt vor dir. Was du mit den beiden Typen gemacht hast – so habe ich dich noch nie erlebt. So brutal! Wie so ein Schläger-Typ. Ich habe dich kaum wiedererkannt."
„Die beiden haben mich ja auch extrem wütend gemacht." Schon die Erinnerung an die

Messerstecher ließ in Tim wieder Wut aufschäumen.

„Ja, aber das hätte man auch anders klären können."

„Meinst du etwa, ich hätte mich verpissen sollen? Vor diesen Arschlöchern? Und denen zeigen, dass ich Angst habe? Ich lasse mich doch nicht von solchen Pennern blöd anmachen!" Seine letzten Worte hörte er von den Bäumen widerhallen. Er war richtig laut geworden. Aber dass Karo von ihm verlangte, er solle in solch einer Situation wie ein Weichei abhauen, das machte ihn einfach ärgerlich.

„Jetzt bleib mal ganz ruhig", sagte Karo. „Mich brauchst du deswegen jedenfalls nicht so anzuschreien."

„Anders klären, anders klären", äffte er Karo nach. „Weißt du, ich komme mit allen Leuten friedlich zurecht, wenn sie mich in Ruhe lassen. Aber so was regt mich nun mal höllisch auf. Kapierst du das nicht?"

„Ich habe neulich mit Nicola telefoniert. Sie hat mir das mit den Mitteln erzählt. Und weißt du, du bist immer öfter so aggressiv, Tim. Merkst du nicht, dass das von diesen Anabolika kommt? Und jetzt bist du auch wieder total streitsüchtig." Soso, dachte Tim, da hatte seine neugierige Schwester also einfach so herumgeplaudert und Karo wahrscheinlich wer-weiß-was-alles erzählt. Das konnte einen ja erst recht richtig wütend machen!

„Ich?", rief Tim empört. „Ich und aggressiv?" Er setzte sich auf. Karo ging also in Angriffsstellung. Na gut! Wenn sie es so wollte!

„Du bist selbst in letzter Zeit immer so launisch!", schimpfte Tim. „Und so super empfindlich! Bei jedem Bisschen regst du dich wahnsinnig auf! Und immer diese Vorwürfe, wenn ich trainieren will!"

„Jetzt reicht es echt, Tim!", empörte sich Karo und stand auf. „Du bist total aggressiv. Und du merkst es nicht einmal!"

Tim machte eine abfällige Handbewegung. Er schüttelte den Kopf. Um Karo seine Gelassenheit zu demonstrieren, machte er es sich auf der Decke bequem und streckte seinen Körper aus.

„Dann such dir doch so ein Weichei!", sagte er. „So einen Spacki mit Schlabber-T-Shirt." Innerlich brodelte es jetzt in ihm. „Einen, der deine Hormonschübe erträgt!"

„Das ich nicht lache!" Jetzt schrie Karo fast. „Du bist doch derjenige, der sich solche komischen Pillen einpfeift. Das weiß doch jedes Kind, dass dieses Zeug aggressiv macht."
Tim horchte auf. Aha! Nicola hatte Karo also regelgerecht manipuliert. Aber wen interessierte das jetzt noch?
„Weißt du, lass mich einfach meine Sachen machen, und du machst deine!", sagte Tim. Wenn Karo ihn so runtermachte, dann konnte sie ihm gestohlen bleiben. So etwas hatte er nicht nötig!
„Du bist ein total abgestumpfter Typ geworden!" Karo drehte sich um und hob ihr Fahrrad auf. „Es ist aus, Tim!" Sie stieg auf und fuhr davon.
„Na, dann ist es eben aus", schrie er ihr hinterher. „Es gibt Hunderte andere Mädchen, die scharf auf mich sind."

13.

Tim schlenderte über den Schulhof und ging die Mitteilungen in seinem Handy durch. Zehn SMS hatte er Karo geschickt. Und keine einzige Antwort. Sie hatte ihn völlig ignoriert, ihn höchstens durch ein Kopfnicken gegrüßt, wenn sie sich in der Schule begegnet waren. Das hatte bei ihm ein leichtes Stechen in der Brust ausgelöst. Er hatte ihr auch einen Brief gegeben und sich darin für die Sache im Park entschuldigt. Sie hatte ihn wortlos eingesteckt und bisher nicht reagiert. Das war vor einer Woche gewesen. Und heute war der letzte Schultag. Dann würde er Karo wahrscheinlich für eine Weile nicht mehr begegnen. Die Zeit heilt alle Wunden, dachte Tim. Dann soll es halt so sein. Einem Mädchen so hinterherzurennen, das war doch peinlich. Das musste ja völlig verweichlicht wirken. Er löschte die SMS aus seinem Handy, die er Karo geschickt hatte. Als Schlussstrich. Es gab schließlich genug Mädchen auf der Welt. Darunter müssten wohl auch welche zu finden sein, die mit ihm und seinem Körper

mehr anzufangen wussten als Karo. Sandy zum Beispiel oder Mandy aus der Klasse unter ihm. Die beiden saßen am anderen Ende des Schulhofs auf einer Bank.
Eine von denen würde sich gut an seiner Seite machen, dachte Tim. Oder beide? Sandy links, Mandy rechts? Er hatte sowieso das Gefühl, dass sie ihn anhimmelten. Diese Blicke, als er gerade an den beiden vorbeigegangen war! Sie hatten ihn mit ihren Blicken ja förmlich auszuziehen versucht.
Tim genoss das. Ja, er war inzwischen durchaus gefragt. Die beiden sollten aber ruhig etwas zappeln. Gleich würde er wieder an ihnen vorbeigehen. So als Zeichen: Mädels, wenn ihr euch etwas mehr ins Zeug legt, habt ihr bei mir vielleicht sogar eine klitzekleine Chance. Ja, das fühlte sich gut an. Mädchen, die ihm bewundernd hinterherschauten. Das waren schließlich die Früchte von eineinhalb Jahren hartem Training – warum sollte er sie nicht endlich ernten dürfen?
„Hi, Tim!" Sandy und Mandy winkten ihm wild entgegen, als er sich ihnen wieder näherte.
„Hi, Mädels! Wie geht's denn so?"
„Fantastisch", rief Sandy.

Tim blieb bei den beiden stehen. „Richtiges Schwimmbadwetter heute", sagte er und sah zum Himmel hoch.

Irgendwie hatte er es ja geahnt, dass es so einfach gehen würde. Er musste zum Ernten nicht einmal mehr den Arm ausstrecken.
Die Früchte fielen ihm vom Ast direkt in die Hand. Das Stichwort ‚Schwimmbad' hatte genügt. Sandy und Mandy hatten ihre Chance sofort erkannt und ihn zum Badengehen überredet.
„Also gut", hatte er gesagt. „Nach dem Training habe ich etwas Zeit für euch."
Denn natürlich war es auch wichtig, vor dem Date mit den beiden noch einmal etwas Kraft zu tanken.
Tim breitete sein Badelaken auf der Wiese aus und legte sich auf den Rücken. Die Arme im Nacken verschränkt, sein braun gebrannter Körper in voller Länge sichtbar. Durch seine verspiegelte Sonnenbrille beobachtete er jetzt unauffällig den Eingang. Genau so sollten ihn die beiden hier finden. Dafür war er extra ein

paar Minuten vor vier hier gewesen. Und da kamen sie auch schon.

„Hi, Tim!", flöteten Sandy und Mandy aus einem Munde. Sie ließen ihre Taschen zu beiden Seiten neben ihm auf die Wiese fallen.
„Hi, Mädels!", sagte Tim, ohne sich zu bewegen. Stehend musterten ihn die beiden.
„Du bist ja voll braun", bewunderte ihn Sandy.
„Viel Bewegung an der frischen Luft", sagte Tim. Das mit der künstlichen Bräune verschweigt man besser, dachte er. Sonnenbank war doch mehr etwas für Frauen. Aber ein bisschen mit UV-Licht nachzuhelfen, war schließlich nötig. Wie würde ein perfekt geformter Körper wohl in den Farben Käseweiß und Schweinchenrosa aussehen?
„Ist denn die Farbe durchgehend so?
Ich meine: lückenlos?" Mandy schielte frech auf seine Badehose.
„Finde es heraus", erwiderte Tim. Jetzt war der richtige Augenblick, hochzukommen.
Er setzte sich auf und legte seine schweren Arme auf den Knien ab.

„Tim, du hast einfach einen geilen Body",
sagte Mandy. Wow!, dachte Tim.
Das hatte noch nie jemand zu ihm gesagt.
Und dabei wollte er genau das immer hören.
Was gab es da noch zu sagen?
„Mädels, wie wäre es jetzt mit ein bisschen Planschen?"
„Cool!", quiekten die beiden. Entweder die zwei kannten sich schon aus dem Sandkasten, vermutete Tim, oder sie haben geübt, ständig alles gleichzeitig zu sagen.
Die Mädchen streiften sich ihre Kleider über den Kopf. Hervor kamen zwei gebräunte Körper, die in ansehnlichen Bikinis steckten. Mandy in Rot, Sandy in Orange. Wahrscheinlich gingen die beiden auch immer zusammen Klamotten kaufen.
„Kommt!", sagte Tim und richtete seinen Körper auf. Er legte die Arme in die Hüften der beiden und zog sie zu sich heran.
Sandy links, Mandy rechts.
So schlenderte er mit den Mädchen in Richtung Schwimmbecken. Jetzt fehlen nur noch die Paparazzi, dachte er, die ein paar Fotos von ihm mit den beiden machten. Dagegen würde selbst Brad Pitt blass aussehen.

Sie durchquerten das Fußbecken und blieben an der Treppe, die ins Schwimmbecken führte, stehen. Die beiden legten den Kopf an seine Schulter. Was würde jetzt wohl noch cooler aussehen?, fragte sich Tim und sah ins Becken. Schock! Ein heißkalter Schauer durchfuhr ihn. Das hatte nicht im Drehbuch gestanden. Ein paar Meter vor ihnen schwamm Karo im Wasser und sah zu ihm hoch.
Hierfür gab es jetzt keine Entschuldigung, dachte Tim. Unbewegt stand er da und biss sich auf die Unterlippe. Am liebsten wäre er im Erdboden versunken. Wie würde er da wohl wieder rauskommen? Karo sah ihm direkt ins Gesicht. Mit einem Blick, aus dem vieles sprach: Trauer, Verachtung, Enttäuschung, Wut. Aber warum sollte er eigentlich eine Entschuldigung brauchen? Karo hatte schließlich ihn sitzen lassen. Sie hatte nicht einmal auf seinen Brief reagiert. Mit der Situation musste *sie* jetzt also fertig werden. So war das eben in der Liebe. Und vielleicht war es sogar gut, dass Karo ihn so sah.
Sie sollte ruhig eifersüchtig werden.
Es waren nur wenige Sekunden vergangen. Aber Tim kamen sie wie eine Ewigkeit vor.

14.

Sandy und Mandy standen immer noch neben ihm. Sie hatten wahrscheinlich noch gar nichts gemerkt. Karo sah ihn immer noch an. Dieser ernste, ehrliche Blick. Den hatte er immer so geliebt. Und plötzlich durchfuhr es ihn. Was machte er hier eigentlich? Als hätte er eine Pille genommen, die ihm plötzlich den absoluten Durchblick verschaffte – für einen Moment die absolute Klarheit im Kopf. Er, Tim, stand hier mit zwei Schaufensterpüppchen im Arm, deren Lebensinhalt irgendwo zwischen Bräunungsstudio und Klamottenläden lag. Und vor ihm schwamm seine große Liebe im Wasser. Karo war toll. Und er hatte sie verjagt. Ja, eigentlich war es doch seine Schuld gewesen. Karo hatte ihn geliebt. Sie hatte es ihm doch gesagt. Sie wollte ihn doch. So, wie er war. Jedenfalls bis zu seinen Entgleisungen.
„Komm, Tim, lass uns endlich ins Wasser gehen", flüsterte Mandy ihm ins Ohr. Tim zögerte noch eine Sekunde. Diese Situation war einfach zu verkorkst. Was konnte er jetzt

tun? Die beiden wegschubsen und vor Karo auf die Knie fallen? Das ging nicht. Aus dieser Sache hier kam er einfach nicht mehr raus. Er hatte verspielt. Da konnte es nur noch darum gehen, die Szene mit einem letzten Rest an Würde zu verlassen.
Er war als ‚Tim – der Superstar' hier angetreten und er würde diese Rolle jetzt weiterspielen müssen. Er hatte keine Wahl.
„Na, dann ab ins Wasser!", rief er. Vielleicht konnte er so tun, als hätte er Karo gar nicht gesehen. Er rannte mit Sandy und Mandy im Arm die Treppe ins Schwimmbecken hinunter und stürzte sich ins Wasser.
Ohne sich nach den beiden umzudrehen, kraulte er durch das Becken. Beim Auftauchen beobachtete er dabei unauffällig Karo. Er sah, wie sie ans Ende der Bahn schwamm, dort aus dem Wasser stieg, schnurstracks zu ihrem Platz ging, ihre Sachen einpackte und dann das Schwimmbad verließ. Tim kraulte noch ein paar Bahnen. Er musste sich irgendwie abreagieren. Dann stieg er aus dem Becken und ging zu seinem Platz, wo sich Sandy und Mandy bereits auf ihren Badelaken in der Sonne räkelten. Wortlos setzte er sich zu den

beiden dazu. Seine Stimmung hatte sich verdüstert. Noch vor fünfzehn Minuten hatte er sich wie ein Superstar gefühlt. Jetzt fühlte es sich an, als hätte sich ein schwarzes Tuch über sein ganzes bisheriges Leben gelegt.
„Tim! Du schwimmst ja wie ein Profi."
Mandy hob kurz ihren Kopf und sah ihn bewundernd an.
„Danke", sagte Tim ohne einen Funken von Regung. Die beiden Mädchen kamen ihm jetzt wie lästige Anhängsel vor. Ständig dieses „Tim, du siehst so toll aus! Tim, du bist so cool!" Über etwas Normales konnte man mit den beiden überhaupt nicht reden. Nein, er würde nicht länger Interesse vorspielen. Dazu fehlte einfach die Superstar-Stimmung.
Tim schaute auf seine Uhr.
„Oh!", sagte er. „Ich muss los."
„Och, bleib doch noch ein bisschen, es ist gerade so cool hier."
„Ich muss heute noch etwas trainieren", wehrte Tim ab.
„Das war ja ein kurzes Date", sagte Sandy und sah Tim mit schwelgendem Blick an.
„Komm doch heute Abend ins ‚seventy-five'."
„Mal schauen", sagte Tim trocken. Aber nach

Disco war ihm schon gar nicht. Er stand auf.
Aua! Mit der Hand griff er sich an die Seite.
Von da kam ein stechender Schmerz.
„Alles klar?", fragte Sandy.
Tim musste die Lippen zusammenpressen.
So etwas hatte er ja noch nie gehabt.
„Ja, schon gut." Er versuchte, so normal wie
möglich zu sprechen. Aber der Schmerz
verzerrte seine Stimme. Es fiel ihm schwer,
sich ganz aufzurichten.
„Leg dich doch noch mal hin!" Mandy war
aufgestanden und streichelte ihm sanft über
den Rücken. Gott sei Dank. Puh! Der
Schmerz verschwand allmählich. Er konnte
sich wieder gerade hinstellen.
„So, wieder alles klar." Tim zog sich an
und packte seine Sachen.
„Viel Spaß noch, ihr beiden!" Tim lief zum
Ausgang und radelte nach Hause.
Trainieren würde er heute nicht mehr. Ihm war
gar nicht danach. Aber irgendeinen Vorwand
zum Gehen hatte er schließlich gebraucht.
Die Begegnung mit Karo ging ihm nicht aus
dem Kopf. Natürlich hatte sie bemerkt, dass
er sie gesehen hatte. Sie war ja nicht blind.
Jetzt stand er vor ihr als absolutes Schwein

da, das war klar. Aber was konnte er jetzt noch tun? Die Sache geradezurücken, war eigentlich überflüssig. So wie es aussah, wollte Karo ja nichts mehr von ihm. Und spätestens nach dieser Sache würde sie ihn wahrscheinlich für immer hassen. Vor der Haustür spürte Tim noch einmal diesen Schmerz. Er ging von der Seite bis in die Brust. Nur kurz, nicht so heftig wie im Schwimmbad, aber trotzdem unangenehm. Fühlte sich so Liebeskummer an? Heute und morgen würde er jedenfalls mal eine Trainingspause einlegen. Bis sich sein Körper wieder beruhigt hatte. Am Freitag würde er wieder ins ‚Turn-it-on' gehen müssen. Da kam die Lieferung von Cem, und außerdem lief am Freitag das Geschäft am besten. Da deckten sich die Leute immer für das Wochenende ein.

15.

Tim saß am Butterfly. Die Schmerzen waren zum Glück nicht wiedergekommen. Es war ihm auch gelungen, das dunkle Tuch über sich abzustreifen. Es war wieder alles wie immer. Und endlich Ferien. Vor ihm lagen jetzt mehrere Wochen, in denen er ungestört trainieren konnte. Keine Schule. Kein Stress. Und was die Sache mit Karo anging: Wenn er nicht daran dachte, dann ging es. Man konnte Liebeskummer verdrängen. Tobi legte ihm von hinten die Hand auf die Schulter.
„Tim, du bist ja 'ne richtige Kampfmaschine geworden."
„Du hattest Recht, Tobi. Das war die reinste Wunder-Kur."
„Denk aber daran, dass wir in einer halben Stunde schließen."
Tim sah auf die Uhr über dem Tresen.
Halb elf schon.
„Ihr könntet ruhig mal eure Öffnungszeiten verlängern", sagte Tim.
„Haben wir auch schon überlegt", entgegnete Tobi.

„Was kostet eigentlich so ein Butterfly? Ich sollte mir so ein Ding in mein Zimmer stellen."

„Bekommst du schon für 300 Euro, gebraucht."

Das war eine Überlegung wert. Er hätte schließlich noch bis Mitternacht und länger weitermachen können. Zumal die reine Trainingszeit ja auch geringer war. Immer wieder musste er zwischendurch in der Umkleide verschwinden. Und heute war ein guter Tag gewesen.

Jedenfalls fürs Geschäft. Aber schlecht für die Muskeln, dachte Tim.

„Ich muss." Tobi verschwand hinter seinem Tresen.

„Schon klar", sagte Tim. Jetzt kam der Typ mit dem kurzen Bart, dessen Namen er vergessen hatte, auf ihn zu. Er hatte einen Kerl im Schlepptau, den er im ‚Turn-it-on' noch nie gesehen hatte. Von der Figur her eher ein Anfänger, dachte Tim.

„Heute nicht mehr!", rief er den beiden zu. „Ich will noch ein bisschen trainieren. Sonst komme ich ja gar nicht mehr dazu."

„Ist schon gut", sagte der Typ. Eigentlich hatte er ihm ja auch vorhin schon vier

Testosteron-Ampullen verkauft. Komisch, überlegte Tim, was macht der eigentlich damit? Der Bärtige sah nicht unbedingt aus wie ein Testosteron-Spritzer. Aber auch auf so ein Einführungsgespräch mit dem Neuling hatte er jetzt wirklich keine Lust. Die beiden setzten sich an die Geräte links und rechts neben ihm. Das sind ja richtige Kletten, dachte Tim, aber für heute würde die Apotheke geschlossen bleiben.

98 … 99 … 100. Tim unterbrach kurz die Übungen. Was war eigentlich da draußen los? Durch die Fenster zur Straße sah man nichts, die Jalousien waren heruntergelassen. Es klang nach einem Unfall. Autos hielten. Türen schlugen zu. Immer mehr.
„Hat's da gekracht?", fragte er den Bärtigen neben sich. Der sah Tim kurz an, dann zu seinem Kumpel.
„Keine Ahnung", brummelte er.
Mann, ist der unfreundlich, dachte Tim. Na warte! Nächste Woche werde ich dir mal Ampullen mit Höflichkeits-Hormonen verkaufen.

Von draußen hörte man jetzt Leute über den Asphalt rennen. Hinter ihm im Studio spürte Tim auf einmal eine merkwürdige Unruhe.
„Sag mal, brennt's hier?", wandte er sich wieder an den unfreundlichen Typen.
„Kann sein", sagte der, ohne Tim anzugucken.
Nur um einen Blick auf die Uhr zu werfen, drehte Tim kurz den Kopf. Es verschlug ihm den Atem. Eine ganze Kompanie Polizisten stand im Studio. Und durch den Eingang kamen noch mehr. Einige rannten in Richtung Umkleidekabinen, andere hatten sich um den Tresen aufgestellt. Mindestens zehn verteilten sich jetzt im Gerätebereich.
„Was wollen die denn hier?", fragte er seinen Nachbarn, den das gar nicht zu kümmern schien. Der antwortete jetzt gar nicht mehr.
Die Bauchtasche! Tim durchfuhr ein riesiger Schreck. Das Zeug war doch verboten. Aber Gott sei Dank war er ja heute fast alles losgeworden. Die Polizisten konnten ihm also gar nichts. Unauffällig griff er in seine Bauchtasche und holte die beiden restlichen Tablettenstreifen heraus. Er tat so, als würde er seine Hose zurecht ziehen und klemmte die

Tabletten unter den Sitz. Jetzt können die mir gar nichts mehr, dachte Tim. Bloß nicht nervös werden. Es ertönte ein lautes Fiepen. Ein Polizist stand am Tresen und sprach durch ein Megafon.
„Wir möchten Sie bitten, Ihr Training zu unterbrechen. Wir haben Informationen, dass in dieser Einrichtung nicht zugelassene Arzneimittel gehandelt werden. Für eine Überprüfung bitten wir Sie, in kleinen Gruppen zu Ihren Umkleideschränken zu gehen.
Sie werden von einem Beamten abgeholt. Bleiben Sie bitte so lange auf Ihrem Platz."
„Mist", flüsterte Tim dem bärtigen Typen zu. Der war ihm inzwischen zwar richtig unsympathisch geworden, aber irgendwie saß man ja jetzt im selben Boot. „Ich hoffe, du hast deine Ampullen nicht im Schrank gelassen."
Der Typ ignorierte Tim wieder und stand auf. Irgendwie kam es ihm so vor, als hätte der Typ gerade einem Polizisten zugenickt.
Zwei Beamte kamen auf die drei zu.
Tim schoss es eiskalt durch den Körper.
Mist! In seinem Schrank waren zwar keine Tabletten mehr, aber dafür seine kompletten

Tageseinnahmen. Eine ganze Tüte voller Scheine. Ungefähr 400 Euro.

„Würden Sie uns bitte zu Ihrem Umkleideschrank führen?", ordnete der Polizist an.

Ihm stockte das Blut in den Adern. Diese Frage würde er wohl kaum mit Nein beantworten können. Er ging voraus und sah sich nach den beiden Typen um. Die waren aber stehen geblieben. Ohne die Miene zu verziehen, sahen sie ihm hinterher.

Tims Beine bewegten sich im Schneckentempo. Ein Weg wie zur Hinrichtung. Aber es war unausweichlich: Irgendwann würden sie an seinem Schrank ankommen. Es gab einfach kein Entrinnen.

„Etwas zügiger bitte", forderte ihn der Polizist auf.

In der Umkleide standen ungefähr zwanzig Beamte. Auf dem Fußboden und auf den Bänken war der Inhalt von unzähligen Schränken ausgebreitet. Einige Polizisten waren bereits fündig geworden. Sie notierten Namen von hilflos dastehenden Sportlern.

Mit fragendem Blick hielt der Polizist Tim die Tüte mit dem Geld hin.
„Das ist mein Gespartes", sagte Tim.
„Legen Sie bitte Ihre Bauchtasche ab",
befahl der Polizist.
Tim löste den Verschluss und übergab dem Polizisten die Tasche. Beinahe hätte er triumphierend gelächelt. Denn hier war nichts zu finden. Sie war absolut leer.
Den Polizisten schien das aber nicht zu irritieren. Wortlos legte er sie auf die Bank. Zwei weitere Beamte leerten seinen Schrank.
Sie sahen in seinen Klamotten nach, tasteten die Sporttasche ab und öffneten sogar die Seifendose. Für einen Augenblick schöpfte Tim Mut. Da war doch absolut nichts, was verboten war. Und Geld dabeizuhaben, das war doch wohl noch erlaubt.
„Wir möchten Sie bitten, uns auf das Präsidium zu begleiten", sagte der eine Polizist.
Tim stockte der Atem.
„Aber wieso denn?"
„Sie werden verdächtigt, eine strafbare Handlung verübt zu haben."
„Aber was habe ich denn gemacht?", fragte Tim. Er selbst fand, dass er jetzt wie ein

kleiner Junge klang. Ein kleiner Junge mit riesiger Angst, der fast weinen musste.
„Das werden die Ermittlungen ergeben", antwortete der Polizist trocken. Ohne Mitleid für ihn. Wie eine Maschine.
Tim wurde von zwei Beamten nach draußen geführt. Er spürte das Zittern in seinen Beinen. Würde er jetzt ins Gefängnis kommen? Er musste sich anstrengen, um nicht loszuheulen.
Am Tresen stand Tobi neben mehreren Polizisten. Tim warf ihm einen flehenden Blick zu. Aber Tobi konnte ihm natürlich nicht helfen. Er sah Tim mitleidig an und zog ratlos die Augenbrauen hoch. Er würde bestimmt nicht gegen ihn aussagen.
Tim musste mit den beiden Polizisten in einen Streifenwagen einsteigen. Während der ganzen Fahrt zur Wache sprachen sie mit ihm kein Wort. Nur ab und zu hörte man die unverständlichen Sätze aus dem Funkgerät. Ansonsten herrschte eisige Stille. Nur einmal murmelte einer der Polizisten kurz: „Mensch, Junge", schüttelte den Kopf und sah dann wieder schweigend zum Fenster hinaus.

16.

Tim lag auf seinem Bett. Es war noch sein Glück, dass Ferien waren. Vielleicht würde er nach dieser Sache die Schule wechseln müssen. Wenn das alle erfahren würden! Und es würde sich wahrscheinlich ziemlich schnell rumsprechen. So etwas verbreitete sich immer ganz schnell. Aber Schule war nur das eine. Da war noch mehr, was ihn jetzt beschäftigte. Er hatte auch wieder diese fiesen Herzstiche bekommen. Gleich bei dem ersten Verhör vor einer Woche. Die Polizisten hatten geglaubt, dass er das nur vorspielte. Irgendeine Polizeimitarbeiterin hatte ihm gesagt, er solle zu einem Arzt gehen. Das hatte er getan. Ja, er war viel unterwegs gewesen in der letzten Woche. Zwei Tage nach seiner Festnahme war er Tobi beim Einkaufen begegnet.
„Die haben das Studio von Amts wegen vorübergehend geschlossen", hatte Tobi gesagt. Er hatte mitgenommen ausgesehen. Das Studio war schließlich seine Lebensgrundlage. Aber Tim würde wohl nicht mehr ins ‚Turn-it-on'

gehen. Die Lust, zu trainieren, war ihm im Moment völlig vergangen.

„Und Cem haben sie gleich dabehalten", hatte Tobi erzählt. „Der sitzt jetzt in Untersuchungshaft. Die haben ja in mehreren Studios Razzien gemacht."

„Wirst du gegen mich aussagen?", hatte er Tobi noch gefragt. „Tim, weißt du, ich muss versuchen, das Studio da rauszuhalten. Sonst bleibt das ‚Turn-it-on' für immer geschlossen." Das hatte zwar nicht so geklungen, als würde Tobi dichthalten, aber zum Abschied hatte er ihm noch einmal zuversichtlich zugeblinzelt und ihm seine Hand auf die Schulter gelegt.
„Wird schon wieder", hatte er gesagt.

Es klopfte an seine Tür.
„Kann ich reinkommen?", fragte Nicola.
„Ja", sagte Tim und setzte sich auf.
Nicola kam in sein Zimmer.
„Hier, Tim. Habe ich aus der Zeitung ausgeschnitten." Sie legte ihm einen Artikel aufs Bett, schloss leise die Tür und ging wieder in ihr Zimmer.

„Fitness-Studios im Visier der Drogen-Fahnder", las Tim die Überschrift. Er konnte sich denken, was in dem Artikel stand. Er las ihn trotzdem.

Im Rahmen eines Großeinsatzes einer Sonder-Ermittlungseinheit sind am späten Freitagabend sechs Fitness-Studios im Stadtteil Neukölln durchsucht worden.

Dabei wurden insgesamt 4 kg in Deutschland nicht zugelassene Doping-Präparate sichergestellt. „Uns ging es darum, an die Hintermänner der illegalen Medikamenteneinfuhr heranzukommen", sagte ein Polizeisprecher. Er deutete an, dass die Sondereinheit mittlerweile gehäuft V-Leute in die Studios einschleust. Bei den Durchsuchungen wurden insgesamt sechs Personen festgenommen. Darunter auch ein 16-Jähriger.

Ja, auf traurige Weise war er jetzt zu einem Stück Berühmtheit gelangt. Als Krimineller. Der Rechtsanwalt, bei dem er gestern gewesen war, hatte ihn aber etwas beruhigen können.

„Tim, du wirst sehr wahrscheinlich mit einer Verwarnung und einer Arbeitsauflage davonkommen", hatte der Anwalt zu ihm gesagt.

„Du bist ja noch jung, da wird man nicht gleich die ganz großen Geschütze auffahren. Wie schwer die Strafe sein wird, das hängt aber letztlich vom Richter ab."
Tim hatte den Anwalt fragend angeguckt. Der hatte ihm erklärt, dass die Jugendlichen dann in sozialen Einrichtungen arbeiten müssten.
„‚Zuchtmittel‘ nennen das die Gerichte. Man will die Jugendlichen dadurch zum Nachdenken bringen", hatte der Anwalt erläutert.
„Jungen Menschen, die zum ersten Mal gegen das Gesetz verstoßen, will man damit auch eine Chance geben, ihr künftiges Verhalten besser zu überdenken."
Zum Nachdenken war er jedenfalls gebracht worden. Schon ohne die Strafe. Das Verfahren würde sich noch eine Weile hinziehen, hatte der Anwalt gesagt. Diese Ungewissheit war quälend. Und das in den Ferien!
Heute Abend hatte sich Herr Baumann eingeladen. Zu ihm nach Hause. Wahrscheinlich hatte die Polizei die Schule informiert. Ein Lehrer, mitten in den Ferien bei einem zu Hause, das konnte doch nur das absolute Unheil bedeuten. Wahrscheinlich ging es um den Schulwechsel.

17.

„Ich hätte ja nicht gedacht, dass Lehrer auch in den Ferien arbeiten", sagte Tims Vater.

„Nun ja, Herr Pfeiffer", entgegnete Herr Baumann. „Wenn es sein muss."

Das war schon eine extrem befremdliche Situation. Herr Baumann saß bei ihm im Wohnzimmer auf der Couch. Sein Vater saß ihm gegenüber auf dem Sessel. Wie ein Schüler, der etwas angestellt hat, dachte Tim. Wahrscheinlich war ihm das jetzt ziemlich peinlich, dass er Herrn Baumann beim letzten Mal so angeschnauzt hatte.

„Tim, ich möchte, dass wir über deine Zukunft sprechen. Deshalb bin ich hier."

„Hat Sie die Polizei angerufen?", fragte Tim. Herr Baumann sah Tim überrascht an, sagte aber nichts. Dann schüttelte er den Kopf.

„Ich wechsele freiwillig die Schule", sagte Tim.

„Nein", beruhigte Herr Baumann. „Nein, darum geht es gar nicht, Tim. Ein Schulwechsel wäre aus meiner Sicht unangebracht." Tim horchte auf. Das hätte er jetzt nicht erwartet.

„Nein", wiederholte Herr Baumann.
„Die Polizei hat mich nicht angerufen."
„Tim! Nicola hat doch mit deinem Lehrer telefoniert", sagte der Vater.
„Ja, Tim, du hast eine tolle Schwester, das muss ich schon sagen. So eine hat nicht jeder. Nicola hat mich gebeten, zu helfen. Und weil ich dich für einen tollen Menschen halte, werde ich das auch tun."
Herr Baumann sah ihn ernst an. Tim schaute nach unten.
„Wenn ich dich so sehe, dann glaube ich, dass dir inzwischen klargeworden ist, dass du da einen ganz schönen Unfug gebaut hast."
Tim nickte still. Ja, das stimmte. Und „Unfug" war von Herrn Baumann wohl noch höflich ausgedrückt. Er konnte erkennen, wie sein Vater mit den Tränen kämpfte.
„Wenn ich das nur gewusst hätte", klagte er. „Ich hätte meinem Tim doch geholfen."
„Eltern können nicht immer wissen, was ihre Kinder machen", sagte Herr Baumann.
„Das sehe ich doch selbst bei meiner Tochter." Er wandte sich an Tim. „Ich sehe aber jetzt auch noch eine Chance für dich."

Herr Baumann setzte sich aufrecht hin.
„Also: In den nächsten Tagen wird sich eine Mitarbeiterin der Jugendgerichtshilfe mit dir in Verbindung setzen. Frau Thieme heißt sie. Ich habe gestern mit ihr telefoniert. Sie wird einen Termin mit dir vereinbaren, denn sie muss deine persönliche Situation einschätzen. Für das Gutachten. Der Richter wird sich das ganz genau ansehen."
„Können Sie bei der Dame nicht ein gutes Wort für Tim einlegen?", fragte der Vater.
„Selbstverständlich geht es mir darum, dass Tim bei der Sache gut wegkommt. Tim, du weißt, dass du in einer gemeinnützigen Einrichtung arbeiten musst. Wie oft und wie lange, das entscheidet der Richter. Aber die Chancen stehen gut, dass unser Vorschlag durchkommt. Ich habe der Jugendgerichtshelferin von dir erzählt und ihr gesagt, dass ich dich vor allem als sportbegeisterten Jungen kenne. Und dass du ein talentierter Schwimmtrainer bist. Ich habe Frau Thieme vorgeschlagen, dass du in deinem alten Verein als Trainer arbeiten könntest. Ich glaube, sie fand die Idee gar nicht schlecht."

„Tim, das ist doch eine gute Idee von deinem Lehrer", strahlte der Vater. „Herr Baumann, ich bin Ihnen so dankbar, dass Sie das alles für meinen Jungen tun."
„Ich werde das alles auch noch einmal schriftlich darstellen. Tim, du versprichst aber deinem Vater und mir, dass du in Zukunft die Finger von diesen Mitteln lässt."
Tim sah Herrn Baumann an. Ihm selbst war das längst klar. Er wollte doch nicht mit dreißig an einem Herzinfarkt sterben.
„Abgemacht?" Herr Baumann gab ihm einen Knuff auf den Oberarm.
„Klar", sagte Tim. „Klar! Abgemacht."

18.

Hast du Lust, dich mit mir zu treffen? Trotz allem, was passiert ist? Ich muss dich noch einmal sehen. Tim.

Tagelang hatte Tim überlegt, ob er die SMS an Karo wirklich abschicken sollte. Er hatte jetzt so viel nachgedacht. Immer wieder. Und ihm tat alles unendlich leid. Was er gemacht hatte, das war mit normalen Worten eigentlich nicht mehr zu beschreiben.

Und wie er mit Karo umgegangen war! Er hätte alles dafür gegeben, um sein Verhalten wieder rückgängig machen zu können. Und da war diese Sehnsucht. Nach den Gesprächen mit ihr. Nach ihrem Blick. Nach Karo. Er konnte aber eigentlich nicht erwarten, dass er durch das Treffen irgendetwas an ihrer Einstellung zu ihm ändern könnte. Sie würde ihn für alle Ewigkeit hassen. Das könnte er ihr nicht einmal übel nehmen. Aber wenigstens eine Entschuldigung wollte er loswerden. Persönlich. Von Angesicht zu Angesicht. Auch wenn es für sein Verhalten eigentlich keine Entschuldigung gab.

Tim hatte die Mitteilung also abgeschickt.
Und Karo hatte geantwortet.

Karo saß Tim gegenüber. Sie hatte für das Treffen die Eisdiele vorgeschlagen. Sie wollte sich mit ihm an einem „neutralen Ort" treffen. Tim hatte bisher keinen Löffel herunterbekommen. Er hatte erzählt und erzählt. Alles, was es zu berichten gab. Das Eis in seinem Becher war bereits zu einer rot-grünen Soße zerschmolzen.
„Ich war letzte Woche beim Arzt", sagte Tim.
„Und?"
„Na ja, die Stiche kommen von den Mitteln."
„Und willst du damit noch weitermachen?"
„Absolut nicht! Baumann war bei uns zu Hause. Er will mir helfen, dass ich in meinem alten Verein als Schwimmtrainer aushelfen kann. Ich bekomme ja vom Gericht wahrscheinlich so eine Arbeitsauflage. Ich glaube, ich will auch wieder schwimmen. Also richtig trainieren gehen."
„Das finde ich echt super!" Jetzt lächelte Karo zum ersten Mal. „Weißt du, als mir Nicola

damals von den Mitteln erzählt hat, war ich eigentlich entschlossen, dich davon runterzubringen. Aber du wolltest dir einfach nicht helfen lassen. Aber schön, dass es jetzt so gekommen ist."

„Ja", murmelte Tim und sah nach unten. „Damals" hatte Karo gesagt. Das klang, als sei das alles Jahre her und nicht erst ein paar Wochen. Aber genau so kam es ihm auch vor: Als sei das alles in seinem letzten Leben geschehen. Ja, das war nun ein Neuanfang.

„Karo, mir tut das alles unendlich leid. Ich meine, das mit dir", sagte Tim.

Er sah ihr ernst ins Gesicht. „Ich begreife einfach nicht, wie ich so sein konnte. Es kommt mir so vor, als sei das alles ein anderer Mensch gewesen."

„Schön, dass du das sagst", antwortete Karo und lächelte wieder. Tim versuchte, zurückzulächeln. Aber in ihm war noch zu viel Ernst, als dass es fröhlich hätte aussehen können.

„Als ich nachts von der Polizei nach Hause gekommen bin, war Nicola noch wach. Mein Vater hatte schon geschlafen. Wir haben die ganze Nacht geredet. Weißt du, für mich war sie immer die bescheuerte große Schwester,

die ständig nur rumnervt. Seit dieser Nacht ist mir klargeworden, dass ihr viel an mir liegt. Sie hat sich dann echt um mich gekümmert. Ohne sie hätte ich mich vielleicht vor irgendeinen Zug geworfen. Mir ging es wirklich mies. Ich glaube, in den letzten Wochen habe ich mehr gelernt, als in meinem ganzen Leben vorher."
Karo legte ihre Hand auf seinen Arm und streichelte ihn kurz.
„Weißt du, was komisch ist? Irgendwie habe ich ja nie die Hoffnung aufgegeben, dass du irgendwann wieder auf den Boden zurückkommst. Ich bin echt glücklich darüber, dass du wieder der Tim bist, in den ich mich mal verliebt habe."
Tim wusste nicht, was er dazu sagen sollte. Er zuckte nur mit den Schultern.
Eine Weile saßen sie schweigend da.
Es wurde langsam richtig heiß in der Sonne.
„Morgen fahre ich in den Urlaub", sagte Karo.
„Oh", brachte Tim nur hervor.
„Aber nur für zwei Wochen", beruhigte Karo. „Ich habe dir dafür etwas mitgebracht."
Sie holte aus ihrer Tasche ein eingewickeltes Päckchen heraus. „Hier, das ist für dich!"

Karo legte es auf den Tisch.

„Für mich?" Tim merkte, wie ihm Tränen in die Augen traten. „Darf ich das schon auspacken?"

„Klar", sagte Karo und lächelte. „Musst du sogar."

Tim entfernte vorsichtig das Geschenkpapier. „Ein Buch?"

„Damit dir ohne mich nicht so langweilig wird." Karo grinste ihn an.

„Hermann Hesse", las Tim vor.

„Toll! Das fange ich gleich morgen an."

„Ist auch eine Widmung drin."

Tim schlug das Buch auf. Lange sah er auf das, was Karo ihm auf die erste Seite geschrieben hatte. Und jetzt konnte er die Tränen nicht länger zurückhalten.

Für meinen kleinen, süßen, selbstverliebten Tim. Von Karo.

Und unter die Widmung hatte sie ein großes Herz gemalt.